간 이야기

천병수 저

(사)천수산약초연구회 감수

yh 도서출판 유한문화사

머리말

간은 인체와 나라 살림의 주춧돌이 된다. 몸이 아프면 나를 잘 다스려야 되는 것이지만, 간이 불편하면 모든 장기에 영향을 끼친다. 즉 꽉 막힌 파이프를 연상케 하여 심신의 맥락을 스스로 다스리지 못한다. 간이 튼튼하면 내 아픔을 다스릴 수 있는 집안의 살림꾼으로 배분의 법칙의 순환성을 원활하게 하고 원기를 북돋아 줄 수 있는 것이다.

적을 잘 알면 대처 능력 또한 뛰어나고, 방법론에서 부족하면 치료하기 위해 무엇인가를 의심한다. 이런 것들의 컨트롤 작용을 하는 곳도 간이 담당한다. 간은 특히 영양가와 칼로리에 민감하다. 그리고 해독을 작용하기에 술과 담배에 굉장히 민감하다 할 수 있다. 그러나 조금의 카페인에는 여유를 가질 수 있는 공간이 있다. 나를 아는 사람들은 간을 행복하게 쉬게 하고, 식사의 질을 높여 신사가 될 필요성이 있다. 고단백만은 좋아하지만 기름기와 부패물은 간에 오히려 구멍을 생기게 할 것이다. 간이 멍들고 다치면 딱지가 되어 딱딱해지기도 한다. 그리고 억제할 수 없이 양수가 차서 물배가 되기도 한다. 침묵을 지킬 때 다스릴 수 있는 미덕이 간에게는 어울릴 수 있는 말이라 할 수 있다. 우리는 오늘도 습관적으로 술잔을 돌리며 즐거워한다. 간은 깨끗함과 조용한 것을 좋아하는 침묵의 장기인 것이다.

간의 지혜에 억눌리며 사는 오늘날 인간들은 무한한 급브레이크와 제동장치를 과부하 시킨다. 즉 사회마저도 너무 부어 있는 시대에서 역동의 오늘을 바라보지만 그것은 무리한 요구에 불과 할 따름이다. 사회도 정치도 너무 부어있는 간 경변에 처해있다. 현대는 자신의 도취에 충만하며 사는 시대이다. 자유를 만끽하려는 자유가 꼼수로 전락하는 시대에서 우리는 살고 있다. 냉철한 간은 자기를 홀로 유심히 마지막까지 아픔 없이 지킨다. 곪아 터져야 아프다고 한다. 그것은 마지막 시나리오로 전락하고 만다. 간을 항상 차분하게 성질을 다스릴 수 있는 간을 만들고, 부은 간을 줄어들게 하는 임무가 간 스타일이며, 행복 가정의 지킴이가 될 수 있을 것이다. 이 저서는 비화적 간뎅이 부은 것들의 주정뱅이 사고를 해학적으로 풀이하고 싶었다. 그러나… 대한민국의 간이여 잠잠하라.

이 책의 출판에 있어서 쾌히 승낙해 주신 유한문화사 사장님 이하 직원 여러분께 감사드리고, 원고 타이핑에 힘을 실어준 신소재 공학도인 제자인 공태윤 군에게도 감사를 표한다. 또한 사단법인 천수산약초 연구회의 정기 출간 저서 1호로 출간 기념과 우리내 요양병원 개원 사업의 일환으로 이 책의 무게를 두고자 한다.

저자 천병수 박사

차 례

제 1 장 간의 역할과 기능 / 15

제 2 장 간과 식품 / 75

제 4 장 간과 식사 / 123

제5장 간 보호법 / 131

제 6 장 움직이면 살고, 쉬어도 살고, 무리하면 죽는다 / 157

제7장 암과 치료법 / 181

제 1 장

간의 역할과 기능

1. 간의 기능

간은 신체에서 오른쪽, 위쪽 복강 내에 위치하고 있는 커다란 장기로서 성인에서는 그 무게가 약 1.5 kg 정도이다. 정상적인 간은 육안적으로 붉은 색조를 띄고 있으며 표면은 매끈하다. 이러한 간의 모양과 크기는 간에 질병이 발생하게 되면 변하게 되는데, 대표적인 예로 술을 많이 마셔서 간에 기름기가 쌓이게 되면 간의 크기가 커지며, 기름기에 의해 노란 색조를 띄게 된다. 반대로 간경변증이 심해지면 간의 크기가 줄어들고 표면은 울퉁불퉁하게 변하게 된다.

간은 여러 가지의 기능을 가지고 있는 매우 중요한 장기이다. 기원전 1000년 전부터 고대 중국에서는 인간의 혼을 담은 혈액을 간에서 보관하고 있다고 믿었고, 따라서 간에 병이 생기면 영혼이 타락한다고 믿었다. 이러한 변화는 고대 중국인들이 생각했던 것처럼 혼을 담은 혈액이 간에 보관되어 있어서 생기는 것은 아니고, 간에 병이 생기면 여러 가지 중요한 기능이 마비되어 발생하는 결과이다.

1.1 간의 일반적 기능

(1) 간은 우리 몸에 있는 여러 가지 영양소들을 적절하게 처리하는 대사기능을 한다. 장으로부터 흡수된 음식물들은 우리 몸의 여

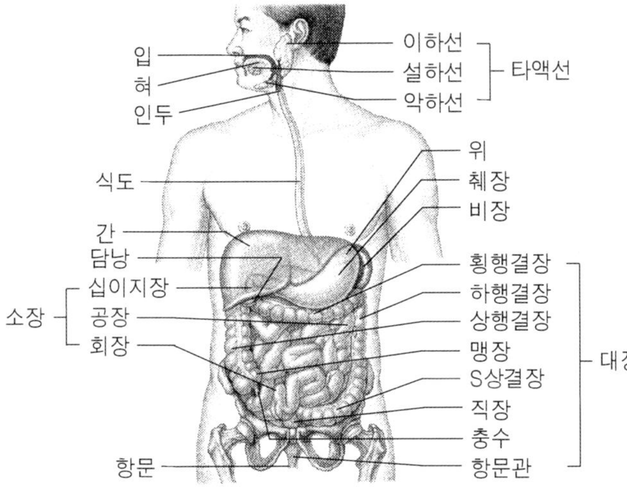

소화기계

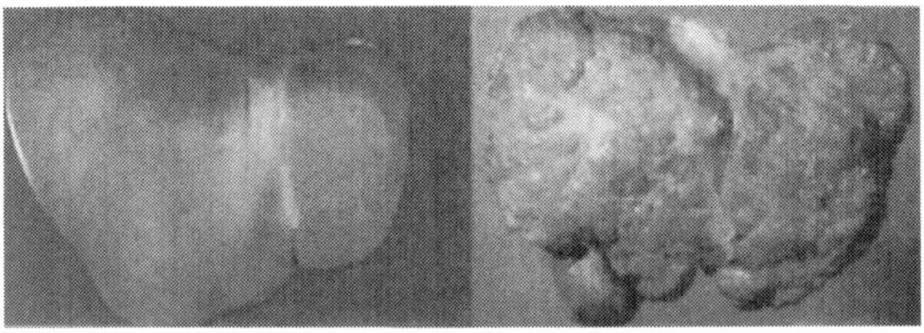

건강한 간 굳어있는 간

러 조직에서 사용할 수 있도록 간에서 적절히 대사과정을 거쳐 여러 조직에서 영양소를 이용할 수 있도록 도우며, 남은 노폐물들 또한 다시 간으로 운반되어 처리되는 것이다.

(2) 간에서는 우리 몸에 필요한 몇 가지 영양소들을 보관하는 기능을 한다.

(3) 장에서 영양소를 흡수하기 위해서는 꼭 필요한 물질인 담즙산을 간에서 만들고, 담즙산을 담도를 통해 장으로 배출하는 기능을 한다. 이러한 담즙산이 만들어지지 않는다면 영양소의 흡수가 되지 않아 영양결핍이 생기게 된다.

(4) 우리 몸이 적절한 기능을 하는데 절대적으로 필요한 물질들을 만드는 기능을 한다. 대표적인 것이 알부민의 작용으로 혈액응고에 필요한 단백질 및 콜레스테롤 등인데, 간에 병이 심하여 알부민을 잘 만들지 못하게 되면 몸이 붓는 현상(부종)이 생기게 되고, 혈액 응고와 관계된 단백질을 만들지 못하여 멍이 잘 들고, 잇몸에서 특별한 원인 없이 출혈이 있을 수 있으며, 심한 경우 출혈로 사망하기도 한다.

(5) 술(알코올), 약물 및 우리 몸에서 생긴 여러 가지 독소를 해독하는 작용을 한다. 우리 몸에서는 항상 빌리루빈이라는 독소가 형성되고 있는데, 간은 이 빌리루빈을 적절히 처리하여 담즙을 통해 배설하는 기능을 한다.

그러나 간의 기능이 나빠지면 빌리루빈이 몸에 쌓이게 되고, 이로 인해 몸이 노랗게 변하는 황달이 발생하게 되는 것이다. 또한 간이 제대로 기능을 못하는 사람들은 약을 복용할 경우 약이 제대로 분해되지 못하여 약에 의한 부작용이 증강될 수 있다.

간의 주요 기능은 체외에서 유입되거나 체내에서 생성된 각종 물

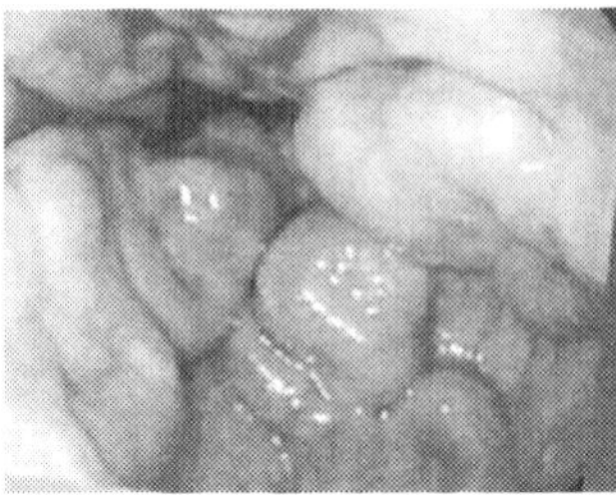
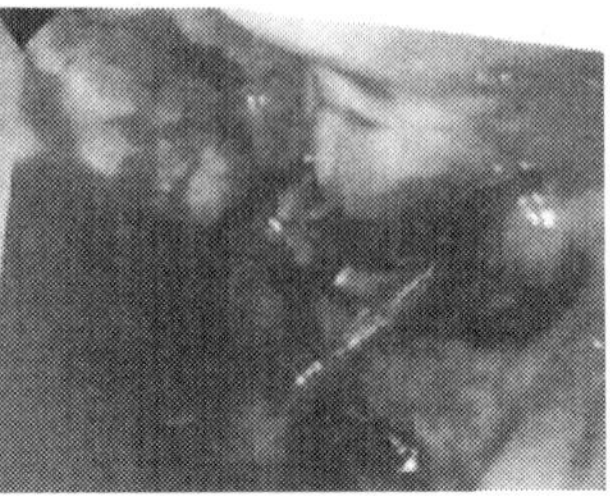

식도정맥류 식도정맥류 출혈

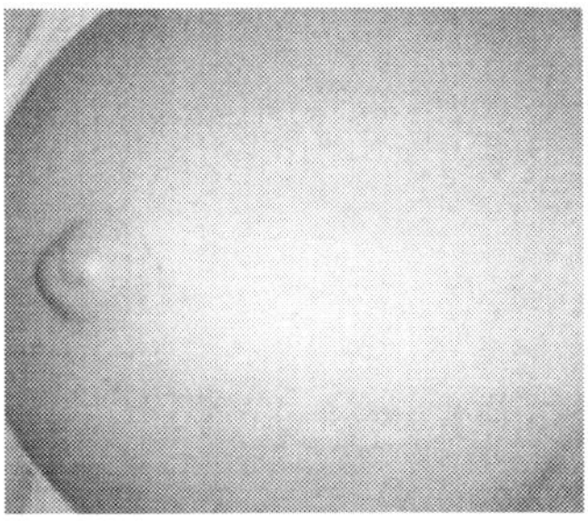

복수간

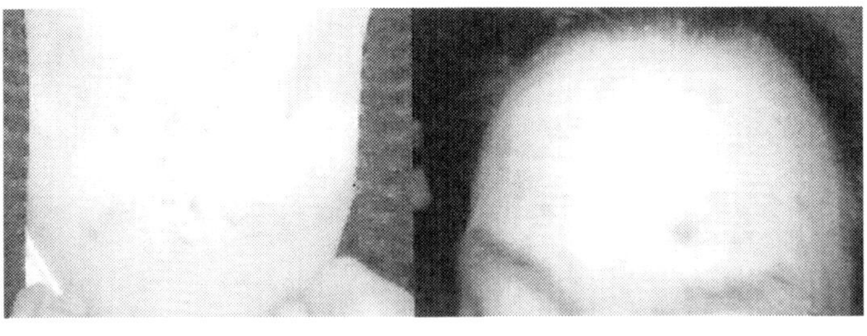

모세혈관 확장

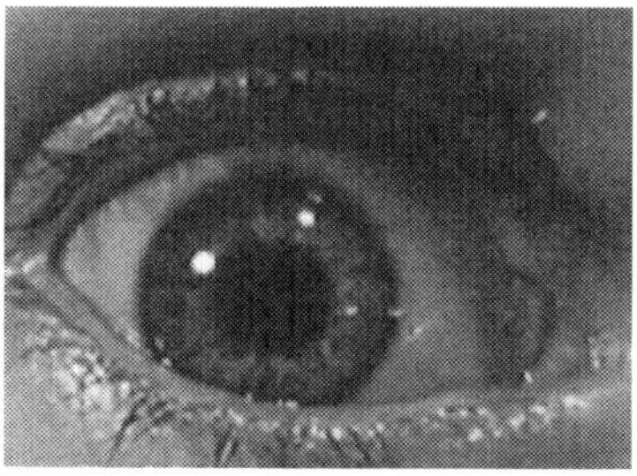

황달성 눈

질들을 가공처리하고 중요한 물질들을 합성 공급하는 작용을 한다. 간은 마치 에너지 및 화학공장이 밀집되어 있는 종합화학단지에 비유할 수 있다. 그러나 이 외에도 혈액을 저장하는 역할, 면역기관의 역할 등을 한다.

1.2 간 기능의 저하와 문제

① 흡수된 영양소를 신체의 요구에 맞추어 필요한 물질이나 영양소로 가공 처리한다.
② 몸에서 필요로 하는 중요한 단백질이나 화합물들을 합성한다.
③ 몸에 들어온 각종 약물을 대사하여 배출될 수 있게 한다.
④ 몸에 축적된 해로운 물질들을 해독한다.
⑤ 당 대사를 조절하여 신체에 필요한 에너지를 공급한다.
⑥ 담즙을 만들어 배출한다.
⑦ 체내 호르몬 균형을 유지한다.
⑧ 비타민, 철분 등을 저장한다.
⑨ 인체의 방어선 중의 하나이다.

1.3 간이 약화되는 원인

① 무리하여 날밤을 자주 새는 경우
② 돈에 관련하여 심하게 고통 받는 경우
③ 스트레스를 자주 받는 경우
④ 불규칙한 식습관
⑤ 구토, 식욕감퇴 등의 행위는 간을 위태롭게 만든다.

2. 간이 하는 일

간은 아파도 침묵한다. 간에는 통증세포가 없기 때문이다. 약 80%가 병들고 20%만 정상이어도 묵묵히 자기 할 일을 한다. 심각하기 전에는 알아차리기 힘들다.

① 영양소를 가공하고 저장한다(에너지원 포도당을 글리코겐으로 저장 포도당으로 분해).
② 우리 몸에 필요한 단백질을 합성한다[90% 간이 역할, 간 15 ~20g(하루) 단백질 생산].
③ 몸에 나쁜 물질, 약물 해독(소변, 쓸개즙을 통해 배설), 알코올을 대사 분해한다.
④ 혈액 저장[450 ml의 혈액 저장고(전 양의 10%)], 혈액을 조절한다(비타민 A, D, B_{12}로 저장).
⑤ 담즙을 생산한다(지방소화, 효소, 쓸개즙).
⑥ 면역력을 키운다(나쁜 균을 잡아먹는 쿠퍼세포 99% 소화).

2.1 간의 이상 징후

1) 소화 관련 증상

① 소화가 안 된다(담즙 생산, 소화불량 증세).

② 속이 메스껍고 구토가 난다(위・십이지장 염증 동반).

③ 배가 더부룩하고 설사가 난다(담즙 지방분해).

④ 대변색이 이상하다(간에서 생산된 담즙의 빌리루빈 때문에 누런 색깔이며, 검푸르거나 회색, 검은색은 심각).

2) 전신의 증상

① 온몸이 나른하고 피곤하다(눈과 머리 쉽게 필요).

② 몸이 잘 붓는다[알부민 단백질 생산 저하 - 혈관 압력유지(수분이 혈관 밖으로 새어나옴)].

③ 배에 물이 찬다.

④ 오른쪽 윗배가 아프거나 덩어리가 만져진다.

3) 눈과 피부에 나타나는 증상

① 눈과 피부가 노랗게 변한다(빌리루빈 노란색 색소가 몸 안에 쌓여서).

② 피부가 가렵다(피부 건조).

③ 얼굴, 목, 손바닥이 붉어진다(호르몬 대사 이상).

④ 남성의 유방이 여성처럼 변한다(남성 호르몬이 과다 배출).

4) 출혈과 관련된 증상들

① 코피가 나거나 잇몸에서 피가 난다.

② 식도 정맥류 출혈로 검은색 변(정맥류 출혈, 혈액과 섞여서)을 배출한다.

5) 간질환 여부 알아내는 기본 질문

① 가족력(바이러스성 간질환 유전성)
② 술을 얼마나 오랫동안 마셨는가?
③ 수혈(B, C형 간염 오염)을 받았는가?

6) 간 기능 혈액검사

① AST(TOT), ALT(GPT)가 높을수록 위험하다(5~35, 5~40 IU/2).
② 황달을 반영하는 빌리루빈 수치가 높을수록 심각하다(담즙은 적혈구가 죽어 생긴 빌리루빈 색소 몸 밖으로).
③ 알부민 수치가 낮을수록 나쁘다(알부민 혈청 단백질 50~60% 차지. 간에서 1/4 비중 차지). 3.5~4.5 g/dl
④ 알카라인 포스파타제(당도가 막혀 혈액 내 수치가 높아진다) 수치가 높아진다. 정상수치 남성 30~90, 여성 20~80
⑤ 감마 GT(글루타민산을 아미노산이나 펩타이드로 바꿔주는 효소, 높을수록 간 질환성) 60 이하여야 정상이다.
⑥ 프로트롬빈 혈액 응고시간(혈액 응고시간 늦어짐, 12초)이 늦어진다.
⑦ 간염바이러스 표지자 검사를 한다.

7) 간의 형태 알려주는 영상검사

① 자기공명영상 촬영(MRI) - 가장 정확
② 컴퓨터 단층 촬영(CT촬영) - 인체 내 조직구조 단편 촬영, 초음파보다 정확
③ 초음파 검사(그림자로 보는 영상 검사, 비용이 저렴, 인체에 유해)

④ 간 섬유화 스캔(파이브로 스캔, 굳어있는 정도 확인)
⑤ 확실한 간 조직검사(복간경과 비슷)

8) 간에 염증을 일으키는 위험인자들

① 간염바이러스(A, B, C, D, E형)
② 습관적인 음주, 과음
③ 뚱뚱한 것도 문제, 비만(간에 지방)

9) 간암을 일으키는 위험요인

① 간염바이러스
② 간경변
③ 마음의 불안
④ 땅콩, 옥수수의 곰팡이, 아플라톡신

10) 간암 예방수칙 5가지

① 간암 예방 백신
② 간염바이러스 퇴치
③ 습관적 과음
④ 만성 간질환
⑤ 주기적 검진 필요

11) 수술을 하기 힘들 때 치료법

① 경동맥 화학 색전술(동맥에 색전물질 항암제 주입 혈관 막음)
② 알코올 주입술(간암 세포에 주입)
③ 홀미움(키토산 화합물 주입술)
알코올 대신 방사선 동위원소 이용

④ 고주파열 치료(암을 태워 죽이는 법)
⑤ 방사선 치료

12) 만성 간질환을 이기는 생활요법

① 금 주
② 적당한 운동
③ 규칙적 생활
④ 금 연
⑤ 스트레스를 없앤다.

13) 이런 사람이 간질환 발병이 쉽다.

① 술을 매일 마신다.
② 술이 상당히 세다.
③ 주 2~3회 술을 마신다.
④ 술 마실 때 식사를 거른다.
⑤ 몸 움직이는 것이 귀찮다.
⑥ 간식을 좋아한다.
⑦ 아침, 점심, 저녁, 외식을 거른다.
⑧ 혈당치, 중성지방 수치가 높다고 지적을 받았다.
⑨ 불특정 다수와 섹스
⑩ 질병으로 수술 경험이 있다.
⑪ 생선보다 육류를 좋아 한다(비곗살도 먹는다).
⑫ 가족 중 간질환자가 있다.

14) 간암과 관련된 부종양성 증후군

① 저혈당증
② 적혈구 증다증
③ 고 칼슘혈증
④ 여성형 유방화 진행
⑤ 고혈압
⑥ 수인성 설사
⑦ 골다공증
⑧ 갑상선 탕진증

⑨ 고콜레스테롤 혈증
⑩ 다발성 근육염
⑪ 신경염
⑫ 이형성 혈정 정맥염
⑬ 다발성근염
⑭ 피부근염

15) 임상시험 중인 간암 치료 약제들

① 5-플루오로우라실
② 카페사이타빈
③ 독소루비신
④ 에피루비신
⑤ 데포토사이드
⑥ 시스프랄틴
⑦ 젬사이타빈
⑧ 인터페론-알파
⑨ 메게스테롤
⑩ 타목시펜
⑪ 옥트레오타이드
⑫ 탈리도마이드
⑬ 사이모피신
⑭ 알파-1-사이모신

16) 실험적 치료 연구

(1) 호르몬 요법(간암 세포 30%가 에스트로겐이나 프로게스테론 수용체 가지는데 길항제로 타목시펜, 메게스테론을 사용. 진행성 간암 연구 시행)

(2) 유전자 치료법(재조합 DHA 세포내 주입법)

① 돌연변이 교정 유전자 치료(암 억제 유전자 치료제)

② 항암제 부작용 보완 분자적 화학요법(필수 기능 억제로 백혈구, 혈소판 감소)

③ 체내 면역기능 높이는 육체적 면역증강요법(체재 면역기능 항진 항종양능 유도)

(3) 혈관 생성 억제치료(신생 혈관 생성 억제) 안지오 스타틴, 엔도스타틴 등 사용

3. 일반적 간질환 영상 소견

지방간, 간암, 만성간염, 간디스토마, 간경변증 등이 있다.

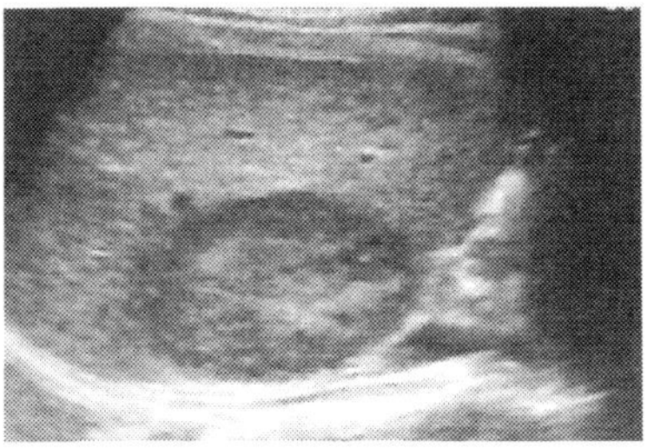

① 초음파로 혈관 등 주요조직을 피하면서 안전하게 조직을 채취

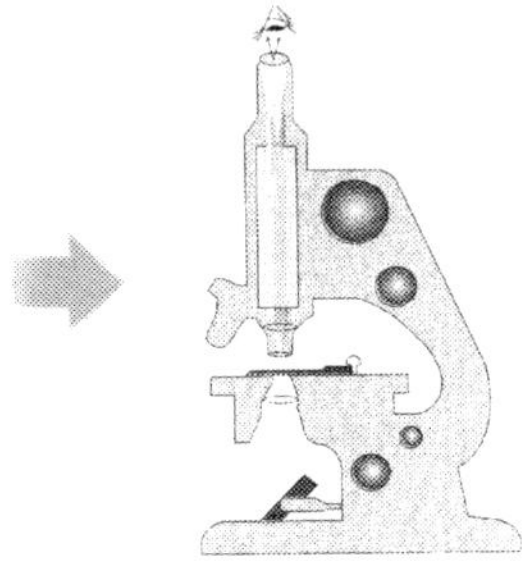

② 채취된 간조직을 현미경으로 관찰

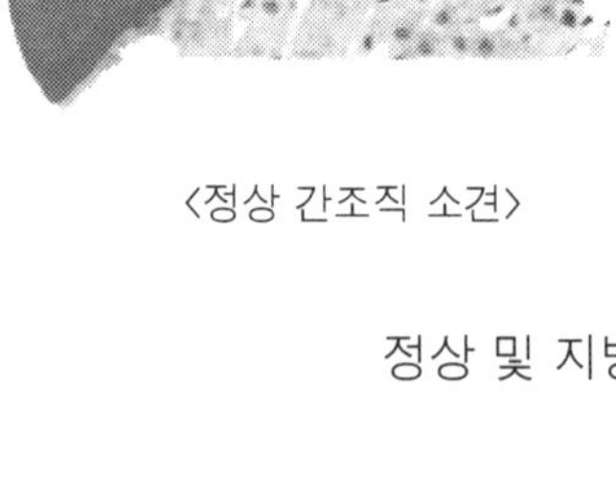

〈정상 간조직 소견〉

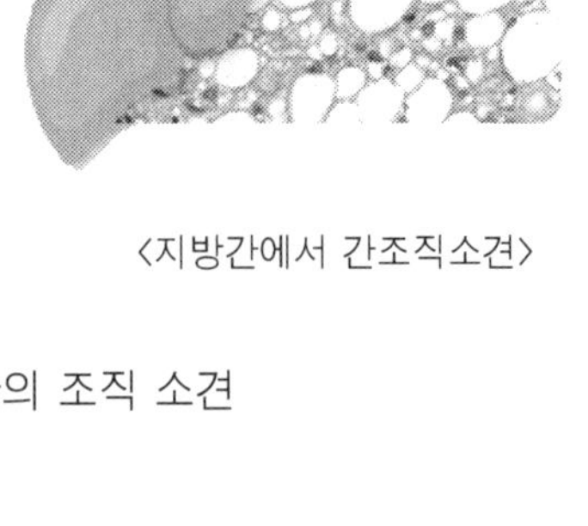

〈지방간에서 간조직소견〉

정상 및 지방간의 조직 소견

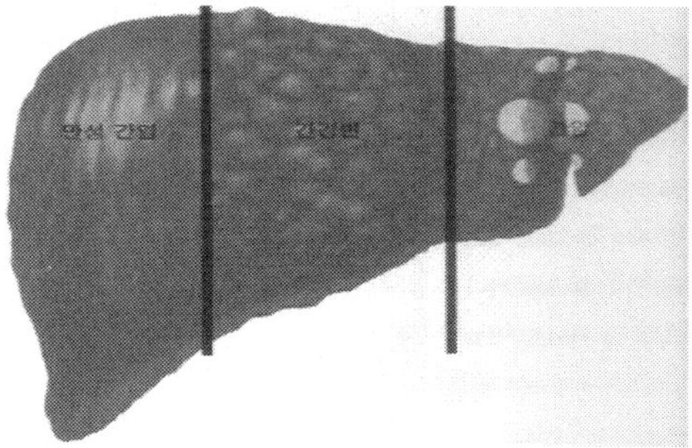

간암으로 진행과정

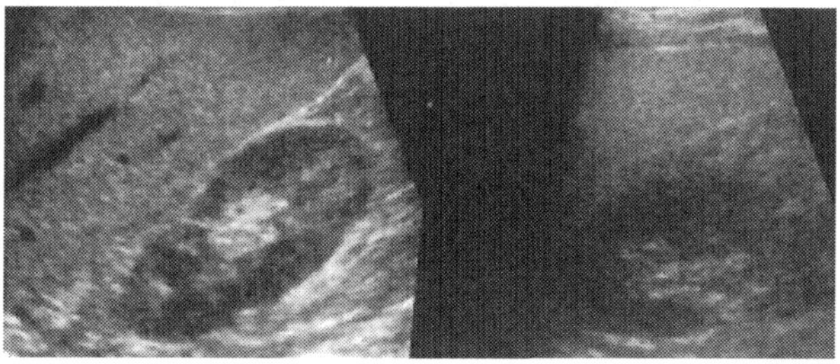

정상 간과 지방간의 초음파 소견

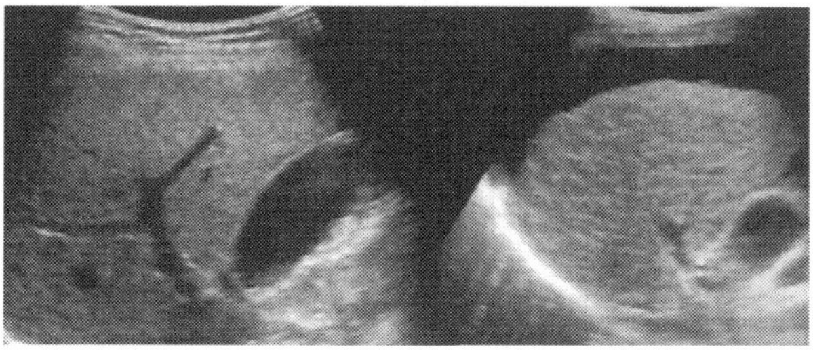

정상 간과 간경변 초음파 소견

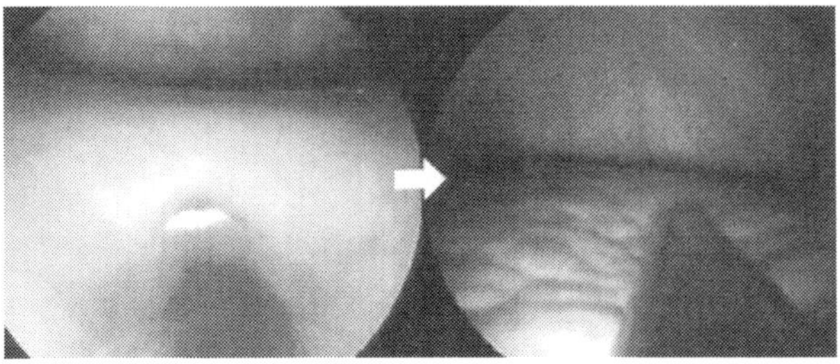

간염에서 간경변으로 진행

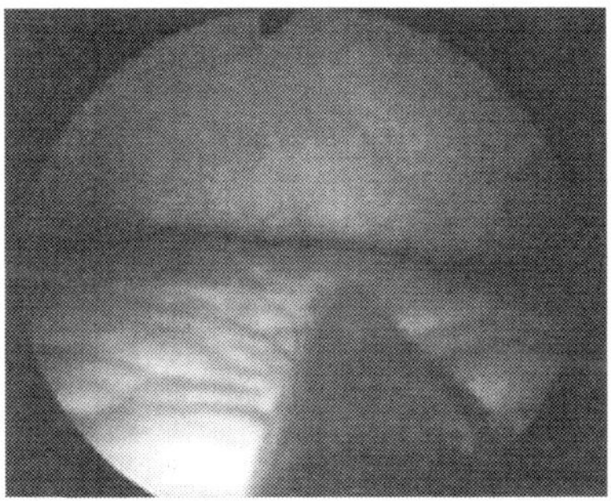

복강경으로 찍은 간경변

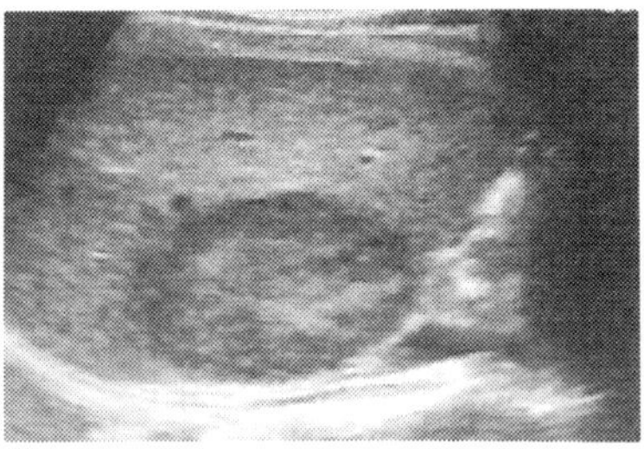

초음파로 본 간암(둥그런 곳)

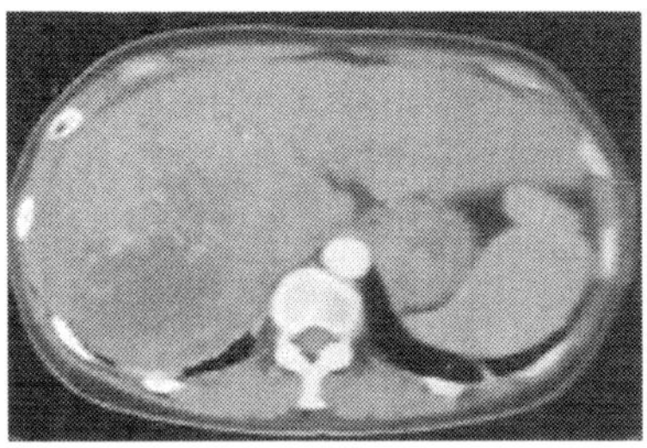

CT로 찍은 간암

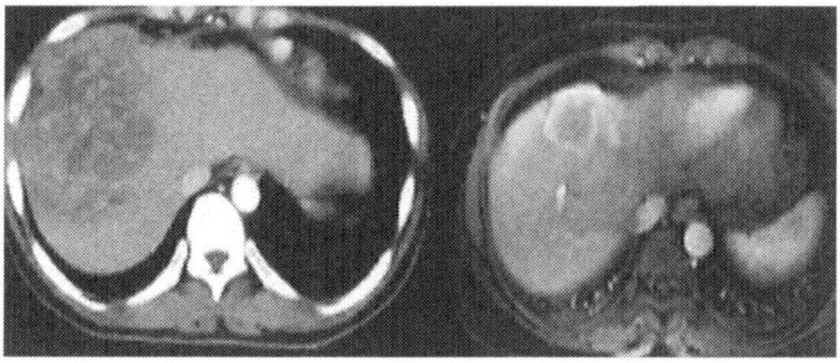

CT와 MRI로 찍은 간암

4. 간질환의 종류

4.1 B형 간염

B형 간염은 간장병의 주범이다. B형과 C형 간염이 없는 환자에게서는 간암이 발생되지 않았다는 흥미로운 보고가 있다. 실제로 한국인 간암의 원인은 B형 간염이 68.2%, C형 간염이 13.6%, 알코올성 간염이 나머지를 차지한다. 간은 죽어가도 병의 진행상황을 알려주지 않는다. 그러나 B형 간염의 위험성에 대해서는 심각하게 이해하고 있지 못한다.

간염이 있더라도 그 증상이 약간의 피로감 정도라서 대개 무시하고 넘어가는 경우가 많기 때문에 전혀 느끼지 못하다가 간질환이 많이 진행된 뒤에야 비로소 심한 증상들이 나타나 당황하게 된다. 그렇기 때문에 환자들은 갑자기 질환이 생겼다고 생각한다. 간은 다른 장기와는 달리 신경세포가 없기 때문에 간의 염증이나 간경화, 간암과 같은 질병이 생겨도 통증을 느낄 수 없다. 오르지 피곤할 따름이다.

B형 간염바이러스의 정체는 B형 간염의 원인이 되는 바이러스에 의해 발생한다. 바이러스의 발견으로 인류가 규명하지 못했던 B형 간염의 원인을 발견했을 뿐만 아니라 간염 백신을 개발하였다. B형 간염바이러스는 일반적으로 혈액이나 체액을 통해 인체 안으로 들어온다. 간에 도착한 바이러스는 입고 있던 껍질을 벗고 세포 안에 들어와 숨어 산다.

이때 바이러스에 의해 만들어진 항원을 '표면항원'이라고 부른다. 의학용어로는 'HBsAg'라고 쓴다. 첫 글자 'H'는 간염을 뜻하는 영어 단어 헤파타이티스(Hepatitis)의 첫 글자를 따온 것이고, B는 B형을 가르킨다. 그 다음 s는 표면 또는 겉을 뜻하는 영어 단어 써피스(surface)를 말한다. Ag는 항원이란 뜻을 가지고 있다. 표면 항원이라고 부르는 이유는 핵, 즉 DNA가 없고 껍질만 있기 때문이다. 이렇게 이 표면 항원은 유전자 구조가 없기 때문에 간세포를 파괴하거나 염증을 일으키지 못한다.

이런 잠복기는 모태로부터 수직 감염된 경우에는 길게는 무려 약 10~20년 정도 걸리는 경우도 있다. 이때에는 정상인과 같이 간에 아무런 문제가 없다. 우리 몸의 면역세포도 s항원을 공격하지 않는다. 그러다가 면역세포가 B형 간염을 적으로 인식하여 공격이 시작되면서 전면 전쟁이 터진다.

이 과정에서 간세포가 파괴되고 염증이 생긴다. 이때 피검사를 해보면 소위 간수치(GOT, GPT)가 올라간다. 이것을 급성 간염이라고 한다. 여기서 면역이 강해 단번에 이기면 표면 항원(s항원)이 없어지고, 드디어 표면항체(s항체, HBsAb. 뒷글자 Ab는 항체를 뜻함)가 만들어진다. 간염과의 전쟁에서 완전한 승리를 거둔 것이다. 이 경우에 혈청 검사에서 HBsAg는 음성, HBsAb는 양성으로 나타난다.

4.2 만성 활동성 간염(HBeAg)

면역기능이 약한 상황에서 전쟁을 치른 나머지 패배의 쓰라린 잔을 마시게 된 표면항원을 핵 항원 안에 DNA라는 유전자가 있는 항원이 새로 생겨난다. 이것을 의학용어로는 'HBeAg'라고 쓰고, e항원이라고 읽는다. 만성간염이 시작된 것이다. 그 후 내 몸의 면역세포가 식이요법 등으로 병력을 증강하여 방위군이 가능하면 빠른 시일 안에 핵 항원을 제압하여 제거한 뒤 e항체를 만들어야 간염으로 인한 걱정에서 벗어나게 된다. 이 경우 혈청 검사에서 HBeAg는 음성, HBeAb는 양성으로 나온다.

4.3 간염에서 간경화와 간암으로의 진행과정

그러나 방치하여 시일이 걸리면 간이라는 전쟁터에서 면역세포와 만성 활동성 B형 간염 항원과의 시가전이 시작되어 장기전에 돌입한다.

e항원이 간세포 안에 들어와 간 기능이 약해지면 간세포에 염증을 일으켜 파괴한다. 그러면 간은 필요한 간세포를 재생산한다. 또는 백혈구(면역세포의 하나로 바이러스를 공격하여 잡아먹는 면역체)가 간세포 안에 들어있는 간염 항원을 죽이기 위해 간세포까지 한꺼번에 파괴한다. 그러면 간은 역시 간세포를 또 만들어 낸다. 파괴와 재생이 끊임없이 되풀이 되는 것이다. 간세포가 파괴되는 과정에서 돌연변이가 일어나면 이로 인해 간암이 발생되기도 한다. 이처럼 간세포의 파괴율이 심하면 혈액 검사에서 간수치 즉 GOT, GPT가 높게 나타난다.

이처럼 세포의 상처 치유가 이루어지면서 간세포에 섬유질이 형성된다. 마치 피부에 상처가 되풀이 되고 낫게 될 때, 부드럽고 매끈한 정상 피부와는 달리 딱딱하고 결이 매끄럽지 못하고 튀어나와 불규칙하게 형성되는 상흔(상처 자국)과 비슷하다. 이것이 심해지면 우둘투둘해지고 의학용어로는 결절이라고 부르며, 결절의 형태가 큰 것은 간염바이러스 감염결과 진행된 간경화로서 대결절로 3 mm 이상으로 대부분이 간암으로 진행한다. 작은 것은 주로 알코올성 간경화로서 3 mm 이하이며 소결절이라고 부른다.

간암은 대결절에서 비롯되는 경우가 허다하다. 그렇기 때문에 간암 환자의 약 95% 이상은 간염에서 비롯된다. 더 심해지면 간경변, 즉 간이 굳어지기 시작한다. 결절이 심해지고 두꺼워지면 혈관을 눌러 피가 흐를 수 없게 되어 영양 공급이 안 된다. 피가 그 안에 자연히 흘러 다닐 수 없다. 그러니 굳어질 수밖에 없다.

한편 지방간이 있어도 역시 간세포를 둘러싸고 혈관을 압박하여 영양공급이 끊긴다. 그러면 간경화가 진행된다. 부드러운 간에 딱딱한 석회질 같은 죽은 무생명체가 붙어 있는 셈이다. 갓난아이의 부드러운 발바닥과는 달리 막일하는 노인의 발바닥의 굳은살 박힌 것을 생각해 보면 간경화에 대해 이해가 될 것이다.

B형 간염바이러스는 몸속에 존재하는 암 억제 유전자를 무력화시키고, 대신에 암 발생 유전자를 활성화시킨다는 것이다. 간염바이러스는 간세포 안의 핵 속에서 자신의 유전자(DNA)에서 자가 증식을 하는데, 바이러스 유전자 중의 하나인 X단백질이 암 억제 유전자의 작용을 방해하고, 암 발생 유전자는 활성화시켜 간암을 일으킨다고 말한다.

바이러스에 감염된 뒤 10～20년, 길게는 30년 동안 사람 몸속에 존재하다가 면역이 약해지면 간경화나 간암으로 악화되는 경우가 있다. 한국의 간암발생이 40대에 시작하여 50대에 가장 많이 발생하고 그 이유는 이때부터 인체 면역력이 약해져 가기 때문이다.

그러므로 간염으로 인한 간경화와 간암을 예방하고 깨끗한 간을 보존하기 위해서는 만성간염일 때 식이요법으로 항체를 생성해야 한다. 간에는 통증을 감지하는 신경세포가 없기에 생활에 지장을 받지 않는 이상 대부분의 사람들은 방치하고 산다. 그러나 갑자기 악화되어 최후의 비극을 당하지 않으려면 간경화가 진행되기 전에 항체를 만들어야 한다. 그러면 평생 간을 염려하지 않고 깨끗한 간으로 편히 살 수 있다. 그러나 간경화 말기가 되어 복수가 차고, 식도정맥류 출혈 소지가 있어도 단지 증상만 없애려고 하지 근본적으로 간염항체 생성을 위한 노력을 기울이지 않는 경우가 허다하다.

임시방편으로 다행히 복수를 잠재우고 식도출혈을 일시적으로 치료했을지라도 시간이 지나면 또 다시 문제는 터진다. 끝내는 간의 60～70% 이상이 간경화로 손상되어 20～30% 밖에 안 남은 간으로 회생해 보려고 노력하지만 역부족으로 불가능하다. 현실 건강은 그것을 허용해 주지 않는 것이다.

5. 간질환의 증상

간질환은 만성간염에서 간경변증에 이르기까지 종류와 심한 정도가 다양하고, 증상도 전혀 없는 경우에서부터 심한 경우에 이르기까지 다양하다. 간질환의 증상을 열거해 보면 피로, 전신 쇠약감, 구역, 구토, 식욕 감퇴가 온다.

5.1 체중 감소

식욕부진이나 병으로 인한 소모로 인해 근육이나 체지방이 감소하고, 체중이 감소할 수 있다. 그러나 몸이 붓거나 복수가 차서 체중이 늘어나는 경우도 있다.

5.2 복통, 우상복부 동통

만성 간질환이 있을 때 우상복부가 은근히 불쾌하거나 통증이 올 수 있다. 소화가 잘 안 되고, 가스가 차서 통증이나 팽만감을 느낄 수도 있다.

5.3 황 달

간이나 담도 질환이 있으면 몸의 대사산물인 빌리루빈이라는 물질이 제대로 배출되지 못하고 눈의 공막이나 피부에 침착하여 노란 색을 띠게 된다. 이를 황달이라고 하는데, 공막이 피부보다 착색이 더 잘 되기 때문에 눈에 황달이 더 일찍 나타난다. 피부가 노랗게 보이더라도 눈의 흰자위가 노랗지 않다면 황달이 있는 것은 아니다.

5.4 진한 오줌

몸에 축적된 빌리루빈은 일부 오줌으로 배출되기 때문에 오줌이 진한 색을 띠게 된다. 일부 환자들은 오줌색이 빨갛다고 표현한다.

5.5 출혈성 경향

간질환이 있으면 간세포에서 혈액 응고인자들을 충분히 만들지 못하여 잇몸 출혈이나 코피가 잘 날 수 있다.

5.6 복부팽만, 부종

간경변증 시 배에 복수가 차서 물주머니처럼 배가 불러오거나 몸이 붓는 증세가 나타날 수 있다.

5.7 토혈, 혈변, 흑색변

간경변증 환자는 식도나 위에서 출혈을 할 수 있다. 많은 경우에 그것은 식도나 위에 정맥류가 형성되고, 여기서 피가 분출하기 때문이다.

간경변이 되면 혈류가 간을 통과하기 힘들어서 간을 경유하지 않는 다른 우회로를 통해 심장으로 돌아오게 된다. 그래서 평소에는 거의 보이지 않던 혈관들이 우회로로 이용되면서 굵어지게 되는데, 식도나 위에서 이렇게 비정상적으로 굵어진 혈관들을 정맥류라고 한다. 정맥류 출혈은 대출혈로서 생명이 위험할 수 있다.

간경변증 환자가 피를 토했다면 응급 상황으로서 신속히 병원 응급실로 모시고 가야 한다. 식도, 위, 소장 등에서 출혈이 있게 되면 피를 토하거나 아니면 짜장과 같은 새까맣고 끈적거리는 대변을 보게 된다.

이것은 피가 위장관을 통과하면서 까맣게 변색이 되기 때문인데 이를 흑색변이라고 한다.

5.8 식도정맥류 분출하는 출혈

5.9 성욕 감퇴나 성기능 장애

만성 간질환이 있으면 성호르몬의 균형이 깨져 고환 위축이나 발기부전, 무월경 등 성기능 장애가 올 수 있다. 또한 남자의 경우 유방이 부풀어 오르는 증상이 나타날 수 있다.

6. 간질환의 진단

피로하거나 우상복부가 결리고 불편하며, 업무상 술을 많이 먹는데 과로, 가족이나 친척 중에 만성 간질환 환자가 있어 간 기능 검사치가 비정상이고 지방간이 있다는 말을 들을 때, 간질환의 유무는 병력, 문진, 진찰 소견, 혈액검사, 간 초음파나 CT 검사 등 여러 가지를 종합하여 이루어진다.

어느 한 가지만 갖고 환자의 정확한 상태를 알 수는 없다. 환자를 직접 보고, 병력을 듣고, 만져보고 하는 것들이 병을 진단하고 상태를 파악하는 데 매우 중요하다. 전화 상담이나 인터넷 상담은 많은 도움을 줄 수는 있지만, 이러한 기본적인 병의 진단 과정을 대치할 수는 없다.

만성간염 시기에는 증상이 별로 없고, 신체 검진을 해 보아도 정상인 경우가 많다. 만성간염이 있는지, 있다면 얼마나 심한지를 가장 확실하고 정확하게 알 수 있는 방법은 간 조직검사이다. 그러나 간 조직검사를 일상적으로 시행하지는 않는데, 그 이유는 검사가 환자에게 다소 부담스럽고, 굳이 이렇게까지 하지 않더라도 혈액검사를 통해 대강의 상태를 알 수 있기 때문이다.

또한 현재의 간염 소견이 불변의 고정적인 것은 아니며, 검사 결과에 따라 환자에 대한 치료가 별로 달라지지 않는다는 점도 이유이다. 그러나 항바이러스제 치료와 같이 특별한 치료를 고려한다거나 진단이 미심쩍은 경우, 병역 판정과 같이 객관적인 근거가 필요한 경우에는 조직검사를 시행한다.

혈액검사로는 간 기능검사와 간염바이러스에 대한 혈청학적 표지자 검사가 중요하다. 간 기능검사 중 AST, ALT(종래의 GOT, GPT)는 간염이 있을 때 손상된 간세포에서 유출되는 효소로서 간염의 정도를 어느 정도 짐작하게 해 준다. 일반인들이 간수치 또는 간염수치 등으로 부르는 것이 바로 이것이다.

정상은 대개 40까지이며, AST보다 ALT가 간질환을 더 정확히 반영한다. 이 검사는 간염의 정도를 아주 정확히 반영하는 검사는 아니기 때문에 10～20 정도의 사소한 수치 변동에 너무 예민하게 반응하실 필요는 없고, 전반적인 추세를 보는 것이 중요하다.

간염바이러스에 대한 혈청학적 표지자 검사는 피검사를 통하여 B형 또는 C형 간염바이러스에 감염되어 있는지를 확인하는 검사이다. B형 간염 표면항원(HBsAg 또는 s항원)이 양성인 사람은 B형 간염바이러스에 감염되어 있는 것이다.

C형 간염바이러스에 대한 항체검사(anti-HCV 또는 HCV Ab 또는 HCV 항체검사)가 양성인 사람은 C형 간염바이러스에 감염되어 있을 가능성이 매우 높다. 대개 HBsAg나 anti-HCV 중 어느 하나가 양성이고, 간 기능 검사 상 ALT치의 상승이 있으면 임상적으로 만성간염이라는 진단을 붙이는 데 별 무리가 없다.

우리나라 만성간염 환자의 75% 정도가 B형 또는 C형 간염바이러스에 의한 것이기 때문에 이들 두 검사가 음성이라면 ALT치가 올라가 있다 하더라도 확률적으로 만성간염을 갖고 있을 가능성은 적어진다. 그리고 지나친 과음을 하지 않았고, 가족력이나 과거력상 간질환의 병력이 없고, 간염바이러스에 감염될 만한 위험 요인이 없다면 만성간염의 가능성은 더욱 적어진다. 대개 이러한 사람들은 지방간인 경우가 많고, 지방간만 있는 경우는 간경변증이나 간암 등으로 진행하지 않으므로 크게 걱정할 필요가 없다.

만성간염 환자에서 간 초음파검사 소견은 정상에 비해 큰 차이가 없는 경우가 많다. 병이 오래 경과하면 간의 초음파 소견이 정상처럼 곱지 않고 거칠게 보이기도 한다. 만성 간질환 환자에서 초음파

검사를 시행하는 가장 중요한 이유는 혹시 생길지도 모르는 간암을 조기에 잡아내기 위한 것이며, 간경변증이 와 있는 상태라면 그 필요성은 더욱 커진다.

간경변증은 진찰 소견이 다양하다. 간경변증은 간의 염증이 오래 지속된 결과 간의 표면이 우둘두둘해지는 것을 말한다. 그러나 임상적으로는 범위가 넓어서 외관상 정상인과 별 차이가 없고, 멀쩡한 분에서부터 병색이 완연하고 수척하고 복수가 차 있는 분에 이르기까지 다양하다. 간경변증은 있으나 합병증을 동반하지 않고, 임상적으로 괜찮은 전자와 같은 상태를 대상성 간경변증이라 하고, 각종 합병증을 동반하는 후자와 같은 진행된 상태의 간경변증을 비대상성 간경변증이라 한다. 간경변증에 대한 가장 확실한 검사는 복강경검사나 간 조직검사이다.

복강경검사는 배에 조그만 구멍을 내고 내시경을 넣어서 간을 직접 관찰하는 검사로서 간의 표면이 우둘두둘한 경변의 소견을 보이면 그것으로 진단을 내릴 수 있다. 또는 조직검사에서 간 섬유화 등의 소견이 관찰되면 진단을 내릴 수 있다. 그러나 이런 검사들은 환자에게 다소 부담스럽고, 진찰 소견 및 혈액검사, 초음파나 CT 소견 등을 종합하면 대개 진단이 내려진다.

간경변증에서는 ALT치, 즉 간염 수치는 그리 높지 않고, 대개 정상이거나 정상의 2배 이내인 경우가 많다. 대상성 간경변증의 경우는 기능을 하는 간세포가 그런대로 충분하기 때문에 알부민, 빌리루빈 등은 정상에서 크게 벗어나지 않는다. 그러나 비대상성 간경변증의 경우는 그렇지 않기 때문에 알부민이 감소하거나 빌리루빈이 증가하는 소견을 보일 수 있다.

간경변증 또는 진행된 상태의 만성 간질환이 있으신 분들에서는 기능을 하는 간세포가 어느 정도나 남아 있느냐가 중요하며, 알부민이나 빌리루빈은 이를 대략적으로 짐작하게 해 주는 지표이다. 또한 간세포에서는 혈액 응고인자들을 만들어 내는데 기능을 하는 간세포가 충분치 않으면 이것들이 충분히 만들어지지 않아서 혈액응고가 지연될 수 있다.

프로트롬빈 시간(prothrombin time, PT)이라는 검사는 혈액응고 시간을 직접 측정하는 검사이고, 역시 잔여 간 기능을 평가하는 지표 중의 하나이다. 간경변이 되면 비장이 커지고, 커진 비장 내에 혈소판이 많이 갇혀 있어 일반 혈액검사 상 혈소판 수치가 낮게 나오게 된다. 원인 모르게 혈소판이 저하되어 있다면 간경변증의 가능성을 의심해 보아야 한다. 만성간염에서와 같이 간염바이러스에 대한 혈청학적 표지자검사도 중요하다.

우리나라 간경변증의 60% 가량이 B형 간염바이러스에 기인하고, 20% 가량이 C형 간염바이러스에 기인한다. 따라서 B형이나 C형 간염바이러스 표지자가 양성이라면 만성 간질환을 갖고 있을 가능성이 높고, 여기에 간경변증을 시사하는 다른 소견들이 있다면 임상적으로 간경변증이라는 진단을 붙이는 데 크게 무리가 없다.

우리나라에서 간암 환자는 적어도 60%가 간경변증을 동반하고 있고, 80% 이상에서 만성 간질환을 갖고 있기 때문에 간암 환자의 일반적인 검사 소견은 기저 간질환의 소견을 보이게 된다.

7. 간질환의 병력 청취

7.1 가족 중에 간이 나쁜 환자가 없는지

B형 간염의 경우 어머니에서 자식으로 전염되는 수직감염이 많고, 긴밀한 접촉을 하는 관계에서 전염의 위험이 높다. 어떤 집안에

간 환자들이 몰려 있는 것을 보고 만성간염이 유전되는 것이 아닌가 하고 문의하는 경우가 있는데, 실제로는 유전되는 것이 아니라 가까이 생활하기 때문에 전염의 위험이 높은 것이다.

술을 얼마나 많이 마시는지, 얼마나 자주, 얼마나 오랫동안 마셔왔는지, 이는 알코올성 간질환이 있을 가능성을 파악하기 위함이며, 다른 원인에 의한 만성간염을 갖고 있는 경우에 과음을 하면 병을 더욱 악화시킬 수 있다.

7.2 수혈이나 수술을 받은 적이 있는지

침을 맞거나 문신을 새기거나 마약 주사를 맞은 일이 있는지, 귀를 뚫지 않았는지, 직업이 무엇인지, B형이나 C형 간염은 모두 오염된 혈액에 의해 전염되기 쉽다. 상기 위험 요인들은 오염된 혈액에 의한 전파를 가능하게 한다. 직업 중에는 간염바이러스의 전염 위험이 큰 것들이 있다.

7.3 한약, 양약, 녹즙, 민간요법 등을 하지 않는지

간은 약제에 의한 손상을 받는 일이 적지 않다. 간은 각종 약물이 대사되는 장소이기 때문에 대사 과정에서 예기치 않은 간독이 생겨나서 손상을 받을 수 있다. 특히 술을 많이 드시는 분은 진통해열제인 '타일레놀'에 의한 간 손상이 더 잘 나타날 수 있다. 보통 한약이나 민간요법에는 성분 미상의 약초가 많이 포함되는데, 여기에는 간에 해로운 성분들이 들어 있을 수 있다.

이런 약제들을 복용하고 누구에게나 간 손상이 나타나는 것은 아니나 간혹 심한 부작용을 겪는 사람들이 있으므로 간질환이 있는 분들은 이런 것들을 피하는 것이 상책이다.

8. 간 기능 검사법

간이 갖고 있는 기능은 다양하기 때문에 간 기능 검사란 이들 각각의 기능을 평가하는 검사들을 총칭하는 것이어야 한다. 그러나 좁은 의미로는 간 기능과 관련된 일반 화학검사를 가리킨다. 흔히 말하는 간 기능 검사라 함은 혈액검사로서 혈중 콜레스테롤, 단백질, 알부민, 빌리루빈, 알칼리성 포스파타제, AST, ALT(종래의 GOT, GPT) 등을 일괄하여 측정하는 것이다. 각각에 대해서 간단히 살펴보면 다음과 같다.

8.1 AST, ALT

AST 및 ALT는 간세포 안에 들어있는 효소로서 간세포가 파괴되거나 손상을 받으면 유출되어 혈중 농도가 증가하게 된다. 급성이나 만성간염 시 이들 수치가 올라간다. 따라서 간염의 정도를 대략적으로 알려주는 검사로서 일반인들이 흔히 '간수치' 또는 '간염수치'라고 부르는 것이다.

정상은 대개 40까지이며, ALT가 AST보다 더 정확히 간질환을 반영한다. 이 검사는 간염의 정도를 아주 정확히 반영하는 검사는 아니기 때문에 만성간염에서 10～20 정도의 사소한 수치 변동에 대해 너무 예민하게 반응하실 필요는 없다. 중요한 것은 질병 경과 중의 전반적인 추세를 보는 것이다.

간경변증이 되면 AST, ALT치는 오히려 정상이거나 정상에 가까운 경우가 많다. 따라서 다른 요인을 고려함이 없이 단지 AST, ALT치가 정상에 가깝다고 간질환에 대해 안심할 수는 없다.

8.2 빌리루빈

황달을 반영하는 검사치이다. 간은 담즙을 만들어 배출한다. 따라서 기능을 하는 간세포의 수가 충분치 않으면 간의 담즙 배설 기능에 장애가 와서 혈중 빌리루빈이 증가하게 된다. 만성간염이 심하거나 진행된 간경변증이 있을 때 이러한 소견을 볼 수 있다. 간경변증 환자에서 황달의 정도는 잔여 간 기능의 정도를 시사하는 지표 중의 하나이다.

8.3 알부민

알부민은 혈청 단백질의 50~60%를 차지하며, 간에서 만들어진다. 알부민은 간에서 만들어지는 단백질의 1/4을 차지할 정도로 간에서 생산되는 주요 단백질이다. 따라서 기능을 하는 간세포의 수가 충분치 않으면 알부민이 충분히 만들어지지 못하여 혈청 알부민이 낮아진다.

따라서 혈청 알부민 농도 역시 잔여 간 기능의 정도를 시사하는 지표 중의 하나이다. 알부민 치가 낮으면 몸이 붓는 증상이 나타날 수 있다.

8.4 알칼리성 포스파타제(Alkaline phosphatase, AP)

만성간염이나 간경변증에서도 올라갈 수 있으나 만들어진 담즙이 간세포에서 잘 배출되지 못하거나 담도가 막혔을 때 현저히 증가한다. 간에 종양이 생겼을 때도 올라갈 수 있다. 간 이외의 질환 중에서는 골질환이 있을 때 올라갈 수 있다.

8.5 감마-GT(γ- GT, GGT)

알칼리성 포스파타제와 임상적인 의미는 비슷하다. '알칼리성 포스파타제'가 증가하였을 때 이것이 간질환 때문인지 또는 간 이외의 질환 때문인지를 감별할 때 GGT가 도움이 된다. GGT가 동반 상승되어 있으면 '알칼리성 포스파타제'의 상승은 간질환 때문일 가능성이 높다. 또 술을 많이 마시는 경우에도 GGT가 상승한다. 따라서 술을 절제하는지 또는 계속 많이 마시고 있는지를 볼 때 GGT가 도움이 된다.

8.6 프로트롬빈 시간(prothrombin time, PT)

간세포에서는 혈액 응고인자들을 만들어 내는데 기능을 하는 간세포가 충분치 않으면 이것들이 충분히 만들어지지 않아서 혈액응고가 지연될 수 있다. 프로트롬빈 시간(prothrombin time, PT)은 혈액 응고시간을 직접 측정하는 검사이고, 잔여 간 기능을 평가하는 지표 중의 하나이다.

8.7 간염바이러스의 표지자

우리나라 만성 간질환의 80% 정도는 B형 또는 C형 간염바이러스 감염에 의한 것이다. 간염바이러스에 감염되어 있는지의 여부는 혈액검사를 해보면 쉽게 알 수 있다. 이들 검사는 간염바이러스의 감염상태를 알려주기 때문에 표지자라고 한다. B형 간염바이러스 감염자는 B형 간염바이러스에 대한 표지자 검사가 양성이고, C형 간염바이러스 감염자는 C형 간염바이러스에 대한 표지자 검사가 양성이다.

8.8 B형 간염바이러스의 표지자

B형 간염 표면항원(hepatitis B surface antigen, HBsAg) B형 간염바이러스의 껍데기 성분으로서, 피검사에서 이것이 양성이면 B형 간염바이러스에 감염되어 있음을 의미한다.

8.9 B형 간염 표면항체(HBsAb)

표면항원에 대하여 우리 몸에서 만들어지는 항체로서, 피검사에서 이것이 양성이면 B형 간염바이러스에 대한 면역을 갖고 있음을 의미한다. 표면항원이 양성인 사람, 즉 이미 B형 간염바이러스에 감염되어 있는 사람은 표면항체가 음성으로 나타난다.

8.10 B형 간염바이러스의 전자현미경 사진

B형 간염 핵항원(hepatitis B core antigen, HBcAg)은 B형 간염바이러스의 알맹이 성분이다. 피검사에서는 검출되지 않고 간 조직에서만 검출될 수 있다. 일상적으로 시행하는 검사는 아니다.

8.11 B형 간염 핵항체(HBcAb, IgG)

B형 간염 핵항원에 대해서 우리 몸이 만들어내는 항체이다. 피검사에서 이것이 양성이면 우리 몸이 B형 간염바이러스에 노출된 적이 있음을 의미한다. 따라서 현재 B형 간염바이러스에 감염되어 있거나 또는 과거에 몸에 들어왔다는 흔적만 남기고 사라졌을 가능성을 시사한다.

8.12 B형 간염 e항원(HBeAg)

B형 간염 e항원은 B형 간염바이러스의 증식과정 중에 만들어지는 물질이다. 따라서 표면항원이 양성인 경우에만 즉, 현재 B형 간염바이러스에 감염되어 있는 상태에서만 양성으로 나타날 수 있다. 피검사에서 이것이 양성이면 바이러스의 혈중 농도가 높고, 바이러스 증식이 활발하며, 전염력도 강하다는 것을 의미한다. B형 간염에 대한 항바이러스 치료를 할 경우에 e항원이 없어지는 것이 치료 반응을 보는 중요한 지표이다.

8.13 B형 간염 e항체(HBeAb)

e항원에 대해 우리 몸이 만들어 내는 항체이다. e항원의 소실은 대개 e항체의 생성을 동반한다. 따라서 e항원이 음성이고 e항체가 양성이면 B형 간염바이러스의 증식은 낮은 수준에 머물러 있다는 것을 의미한다.

8.14 B형 간염바이러스 DNA(HBV DNA)

DNA는 B형 간염바이러스 유전자를 구성하는 물질이다. 따라서 피검사에서 이것이 양성이라는 것은 현재 B형 간염바이러스에 감염되어 있다는 것이고, 그 농도가 높으면 바이러스 증식이 활발하다는 것을 의미한다. 임상적으로는 e항원과 더불어 항바이러스 치료의 반응을 보는 용도로 많이 쓴다.

8.15 B형 간염바이러스

DNA 중합효소 연쇄반응법(hepatitis B viral DNA polymerase

chain reaction, HBV DNA PCR) 중합효소 연쇄반응법(PCR)이란 유전물질인 DNA를 수백 만 배로 증폭함으로써 미량의 DNA를 검출하는 방법이다. 따라서 검사의 예민함은 다른 검사의 추종을 불허하며, 검체 내에 들어 있는 한두 마리의 바이러스조차도 찾아낼 수 있을 정도이다.

그러나 검사가 너무 예민하여 주의하지 않으면 가짜 양성(위양성) 결과가 나올 수 있다. 임상적으로는 항바이러스제 치료 후에 반응을 보는 지표로 사용하거나, B형 간염 표면항원이 음성인 환자에서 B형 간염바이러스에 감염되어 있음을 확인하는 정밀 검사로 사용한다.

8.16 C형 간염바이러스의 표지자

C형 간염바이러스 항체검사(anti-HCV antibody, HCV Ab) C형 간염바이러스에 감염되면 C형 간염바이러스 구성 물질에 대한 항체가 몸에 형성된다. 피 속에 이러한 항체가 형성되어 있다는 것은 현재 몸속에 C형 간염바이러스가 들어와 있거나 과거에 들어 온 적이 있다는 것을 의미한다.

간 기능 검사나 진찰 소견 상 만성간질환이 의심되는 상황에서 anti-HCV가 양성이면 그 사람은 현재 만성 C형 간질환을 갖고 있을 가능성이 매우 높다. 그러나 정상인에서는 anti-HCV가 양성일 경우라도 가짜 양성(위양성)이 적지 않다(40～50% 정도). 이 경우 현재 C형 간염바이러스에 감염되어 있는지 확실히 알려면 C형 간염바이러스 자체를 직접 검출해야 하고, 그 방법은 나중에 언급할 HCV RT-PCR 검사이다.

8.17 RIBA 검사(Recombinant immunoblot assay)

anti-HCV 항체 검사는 가짜 양성의 결과가 나타날 수 있다. 이 경우 검사 결과가 진짜인지 가짜인지 신빙도를 높이기 위해서 추가로 시행하는 검사가 RIBA 검사이다.

8.18 C형 간염바이러스 RNA 역전사 중합효소 연쇄반응법 (HCV RNA RT-PCR)

이름이 길어서 복잡해 보이나 원리는 그리 복잡하지 않다. C형 간염바이러스의 유전자는 RNA라는 물질로 되어 있다. RNA에 바로 중합효소 연쇄반응법을 적용할 수는 없고 역전사(reverse transcrition)라는 과정을 거쳐 DNA로 바꿔 준 후에 중합효소 연쇄반응법(PCR)을 시행할 수 있다.

따라서 HCV RNA RT-PCR이란 미량의 C형 간염바이러스를 검출해 내는 방법으로서 이 검사가 양성이면 현재 몸속에 C형 간염바이러스가 증식하고 있음을 의미한다. 임상적으로는 C형 간염바이러스 감염을 확실하게 확인하거나 항바이러스제 치료 후 치료 반응을 평가하는 수단으로 사용한다.

9. 간 기능 검사란?

간이 우리 몸에서 하는 역할은 여러 가지가 있다. 음식이나 약으로 섭취하거나 몸에서 생긴 여러 가지 물질을 분해하고 처리하여 몸 밖으로 내보내기도 하고, 몸에서 필요한 여러 가지 물질을 만들기도 한다. 그러므로 간 기능이 좋지 않아 제대로 처리하지 못하여 피 속에 축적되어 있는 물질(빌리루빈)과 간에서 만들어내는 물질

(이것도 간 기능이 좋지 않으면 감소하게 된다. 대표적인 것이 알부민이다)의 농도를 측정하여 간의 상태를 짐작하는 것이다.

그리고 간세포가 파괴되면서 혈액 속에 들어가는 여러 물질들(GOT, GPT, Alkaline Phosphatase 등)이 있다. 이런 물질을 측정하여 간세포가 파괴되고 따라서 기능이 나빠지는 정도를 짐작할 수도 있다.

간의 기능이 좋지 않으면 간에서 만들어 내는 물질의 농도는 감소하고, 간에서 처리하는 물질의 농도는 증가하며, 간세포가 파괴되며 나오는 물질의 농도도 증가하는 것이다.

9.1 GOT, GPT 측정법

간질환을 앓는 사람이 많고, 신체검사에 간 기능 검사가 끼어 있어 GOT, GPT이란 말을 많이 듣는다. GOT, GPT가 무엇이길래 간 기능이 나빠질 때 올라가는 것일까. GOT와 GPT는 세포 안에 들어 있는 효소의 이름이다. GPT는 주로 간에 들어 있고, GOT는 간 이외에도 여러 장기에 들어 있는데 심장, 신장, 뇌, 근육 등이 그러한 곳이다.

세포가 파괴되면 세포에서 GOT, GPT가 나와 피 속에 돌아다니게 된다. 아무런 이상이 없는 사람도 수명을 다한 세포는 죽고 새로운 세포가 만들어지므로 핏속에 소량의 GOT, GPT가 있다. 그런데 간에 염증이 생기거나 다른 이유로 간세포가 많이 파괴되면 피 속에 GOT, GPT가 올라가게 된다. 그러다가 간세포가 더 이상 파괴되지 않으면 다시 정상으로 돌아가게 되는 것이다.

그러므로 엄밀히 말한다면, 간세포가 정상의 경우보다 더 많이 파괴되고 있으면 SGOT, SGPT가 올라가고, 파괴되는 세포의 양이 많을수록 그 수치는 높아지는 것이다. 그런데 간세포가 많이 파괴되는 경우에는 간 기능이 나쁘므로 SGOT, SGPT가 높으면 간 기능이 나쁘다고 한다.

9.2 SGPT는 간 기능이 좋아질 때, SGOT는 간 기능이 나빠질 때 수치

SGPT는 간 기능이 좋아질 때 수치가 올라가고, SGOT는 간 기능이 나빠질 때 수치가 올라간다. 그런데 사실은 대부분의 경우 간 기능이 나빠질 때 SGOT와 SGPT가 올라가고, 간 기능이 좋아질 때 SGOT와 SGPT가 내려간다. 간 기능이 아주 나쁜 분들 중에는 간 기능이 더 나빠져도 SGOT나 SGPT 수치가 더 이상 올라가지 않고 정상으로 있는 경우가 있기 때문이다. GOT와 GPT는 세포 안에 들어 있는 효소의 이름이다. GPT는 주로 간에 들어 있고, GOT는 간 이외에도 여러 장기에 들어 있는데 심장, 신장, 뇌, 근육 등이 그러한 곳이다.

그러니까 간에 염증이 생기거나 해서 간세포가 파괴되면 간세포에서 GOT, GPT가 나와 핏속에 돌아다니게 된다. 그래서 핏속의 SGOT, SGPT가 많아지게 된다. 그러다가 간세포 파괴가 멈추면 다시 정상으로 돌아가게 되는 것이다.

9.3 감마 GTP가 올라가는 경우

감마 지티피(γ-GTP ; 감마 글루타밀 트랜스펩티데이즈)는 간에 병이 있을 때 아주 흔히 증가하는 효소이다. 간에 병이 있을 때 감마 GTP는 아주 예민하게 변해서 간에 병이 있는 사람의 90% 정도에서 증가하는 것을 볼 수 있다.

모든 검사가 장점과 함께 단점도 있듯이 감마 GTP가 간에 병이 있을 때 아주 예민하게 증가하지만, 간에 병이 없을 때에도 올라가는 경우가 많이 있다. 그 중에 흔히 볼 수 있는 것이 술이다. 술은 몸 안의 감마 GTP의 양을 늘린다. 그러므로 술을 마시는 사람은 간에 이상이 없어도 감마 GTP가 올라갈 수 있다. 만약 술을 마셔서 감마 GTP가 올라간 것이라면 술을 마시지 않으면 감마 GTP는 내려가고, 내려간 감마 GTP는 다시 술을 마시면 올라가게 된다.

그밖에도 몇 가지 약, 갑상선 기능항진증, 신부전증, 췌장염, 당뇨병, 전립선 암, 비만, 류마티스성 관절염이 원인이 되어 감마 GTP가 올라갈 수 있다.

9.4 신체검사에서 총 단백이 높은 경우

혈액검사에서 총 단백이 높은 것이 꼭 비정상이라고 할 수는 없다. 총 단백의 아래쪽에 보시면 알부민과 글로불린이 있는데, 이 중에서 알부민 치가 낮거나 글로불린 치가 높은 경우에는 비정상이지만, 그렇지 않으면 이상이 없다고 볼 수 있다.

9.5 술도 안 마시는데 알코올성 간질환

전혀 술을 마시지 않는데 신체검사에서 알코올성 간질환이라고 결과가 나온 분들이 있다. 이런 것은 검사결과를 해석하는 과정에서 오류가 생긴 것이다. 환자에 대한 병력검사와 진찰을 하지 않고 검사수치만 해석하는 데서 생긴 것으로 보인다.

대개는 감마 GTP가 높아진 경우에 이런 결과가 나오는데, 감마 GTP는 알코올성 간질환 때만 증가하는 것은 아니다. 어떤 원인이든지 간기능장애가 있을 때에는 감마 GTP가 증가한다. 단지 알코올성 간질환 때 다른 수치(SGOT, SGPT)보다 더 많이 올라가는 경향이 있을 뿐이다. 그리고 간질환이 없더라도 다른 이유로 감마 GTP가 증가하는 경우가 종종 있다. 그러므로 감마 GTP가 증가했다고 해서 알코올성 간질환이라고 단정할 수는 없다.

9.6 B형 간염 항원 양성 또는 B형 간염 양성

신체검사나 건강검진에서 말하는 항원은 대개 B형 간염바이러스 표면항원이다. 그리고 양성이라는 것은 그것이 피 속에 있다는 것이다. 그러니까 항원양성이라는 말은 B형 간염바이러스 표면항원이 피(몸) 안에 있다는 것이다. 이것은 B형 간염바이러스가 몸 안에 있다는 것과 같은 말이다.

그렇지만 B형 간염바이러스가 몸 안에 있다고 해서 모두 B형 간염에 걸린 것은 아니다. B형 간염바이러스가 몸 안에 있으면서도 간에 염증을 일으키지 않는 경우도 있으니까 이런 상태를 B형 간염바이러스 보균자라고 한다. 물론 B형 간염바이러스가 몸 안에 있으면서 간에 염증을 일으킨 경우를 B형 간염이라고 한다.

그러면 B형 간염과 B형 간염바이러스 보균자를 어떻게 구분할 수 있을까. 검사결과 중에서 간 기능 검사란을 보아서 그곳에 이상이 있으면 B형 간염일 가능성이 높고, 그곳에 이상이 없으면 B형 간염바이러스 보균자일 가능성이 높다. 여기서 가능성이 높다는 것은 때로는 그러지 않는 경우도 있기 때문이다.

10. 간질환 예방습관

10.1 급성 A형 간염 예방

급성 A형 간염에는 특별한 치료법이 없다. 안정과 휴식, 그리고 증상에 따른 대증요법으로 대부분의 환자는 1~2주 정도 지나면 상태가 호전되고, 1~2개월 후에는 간 기능도 정상으로 회복된다. 다른 질환과 마찬가지로 예방이 무엇보다 중요한데, 바이러스가 입을 통해 인체로 들어오기 때문에 항상 손을 깨끗이 씻어야 한다. A형 간염바이러스는 끓는 물에서 죽기 때문에 끓이거나 정수처리 된 물을 마시는 게 좋다. 만성 B형 혹은 C형 간염 환자들은 A형 예방접종의 대상이 된다.

10.2 간경화 예방을 위한 생활습관

간경화 위험인자를 제거해야 이를 예방할 수 있다. 간경화 발생의 원인이 되는 인자는 만성 B형 간염, 만성 C형 간염, 과도한 음주 등으로, 특히 고위험군에 있는 사람에게서 문맥 고혈압의 징후가 있을 경우 간경화를 진단할 수 있다. 그러므로 특히 고위험군일수록 B형 간염예방 백신을 접종하고, C형 간염은 백신이 개발되어 있지 않은 만큼 감염되지 않도록 각별히 주의해야 하며 과도한 음주를 피하는 게 좋다.

간경화 자체가 간암의 고위험 인자이므로 간경변증이 진단되면 간암에 대한 정기검진을 받아야 한다.

10.3 간암예방을 위한 생활습관

간암예방을 위해 간염바이러스 감염 예방에 주의를 기울이는 한편 만성 간질환 환자들은 정기검진을 소홀히 해서는 안 된다. 간은 자각증세가 늦게 나타나 증상이 나타난 후 병원을 찾는 경우 완치시기를 놓칠 수도 있기 때문이다. 만성 간질환을 앓고 있는 환자는 자각증세가 없다손 치더라도 건강검진을 통해 자기 간의 건강상태를 정확하게 알고 적절하게 대처하는 게 현명하다.

11. 간질환 종류

복강 내 우상부에 위치하는 간은 무게가 1,200~1,600 g으로 인체에서 가장 큰 장기이다. 해부학적으로 간은 좌엽과 우엽으로 구분되며, 좌엽의 크기는 우엽의 1/6 정도이다.

11.1 간질환 관련 통계

『1998년도 국민건강 · 영양조사』에 의하면 본인이 인지한 만성간염, 간경화의 유병률은 인구 1,000명당 17.04명(남자 24.26명, 여자 10.14명)이며, 의사진단 만성간염, 간경화의 유병률은 인구 1,000명

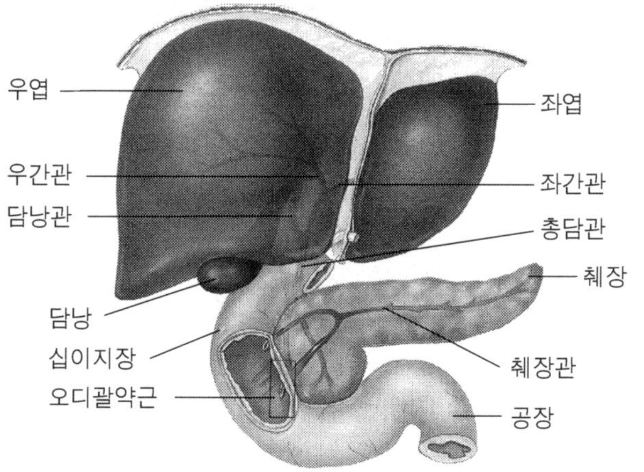

간과 담낭, 췌장, 십이지장과의 연결 및 상호작용

당 6.39명(남자 9.19명, 여자 3.71명)으로 여자보다 남자에서 높게 나타났다.

11.2 간질환 종류별 숙주

1) 지방간

간장에는 5% 정도의 지방질이 존재한다. 주로 포스포리피드 및 중성지방이다. 그런데 간에 지방이 5% 이상이 쌓이면 이러한 상태를 지방간이라고 한다. 지방간은 간에 지방이 쌓여있는 상태로 지방이 썩어 간세포를 파괴하는 것으로 과도한 알코올 섭취, 비만, 당뇨병이 대표적 원인이다. 또한 지방을 직접적으로 섭취하지 않더라도 쌀, 밀가루음식, 당분 등에서 섭취한 열량원이 쓰이지 않고 남게 되면 지방으로 바뀌어 간에 저장되고, 간이 지방을 제대로 활용하지 못할 때 간에 지방이 축적되면 지방간의 원인이 된다.

2) 간 염

우리나라 간질환의 주원인은 바이러스이다. 유럽에서는 술을 과음하는 것이 간질환의 중요한 원인이 되지만, 우리나라에서는 80% 이상이 간염바이러스에 의해 발병된다.

바이러스는 살아있는 생물이 아니라 증식할 수 있는 단백질로 세균은 적당한 영양분과 온도, 습도와 같은 조건이 구비되면 스스로 증식을 할 수 있으나 바이러스는 반드시 생물의 세포 속에서만이 증식할 수 있다. 간염바이러스의 종류에는 A, B, C, D, E, F, G 형이 있다. 현재까지 발견된 바이러스는 7가지이며 A, E, F는 음식물이나 식수를 통해서 B, C, G는 혈액 또는 체액을 통해서 감염된다.

3) A형 급성간염

A형 급성간염은 유행성 질병이며 A형 간염바이러스는 A형 간염 환자의 간세포에서 만들어져 담즙과 같이 장 내로 나와 대변과 함께 배설된다. 전염은 이런 배설물에 식수 또는 음식물이 오염된 후 여러 경로를 거쳐 사람들의 입으로 들어가 감염되거나 또는 어패류나 하수에 의해서도 전염될 수 있다.

4) B형 급성간염

B형 급성간염은 B형 간염바이러스에 감염되어 발병한다. 이는 음식물 등에 의해서는 절대로 전염되지 않고 주로 환자의 피에 의해 전염이 된다. 1만분의 1 ml 정도의 적은 양의 환자 혈청으로도 충분히 전염되므로 모기, 이, 벼룩에 의한 전염도 가능하다.

또한 이발소에서 일회용 면도기를 사용치 않을 경우나 가족 중 B형 간염환자가 있을 때 면도기나 칫솔을 공동으로 사용하는 경우는 전염 위험이 있다. B형 간염은 혈액뿐만 아니라 타액, 소변, 담즙, 복수, 질 분비물, 정액, 모유 등 체액을 통해서도 전염될 수 있으므로 상처 난 부분이 환자의 입과 접촉한다든지 여성 환자가 아기에게 젖을 먹인다든지 또는 이성과의 성교에 의해서도 전염될 수 있다.

5) C형 급성간염

C형 간염은 A형도 B형도 아닌 간염 중에 주로 수혈에 의해 또는 혈액으로 만든 제품이다. 예를 들면 혈우병 치료제와 같은 것을 주사 맞은 후에 발병한다. C형 간염의 특이점은 B형의 경우 항체가 생기면 항원이 소멸되고 간염이 완치되는 것을 뜻하는데 반해 C형

은 항체가 생기면 간염이 진행되고 있다는 사실을 의미한다.

또한 B형 급성간염은 약 5~10%만 만성간염으로 이행하는데, C형은 최근의 조사에 의하면 80% 이상이 만성 간염으로 되고, 그 후 간경화, 간암 등으로 진행되어 간다. 이것이 C형 간염의 무서운 점이다.

6) B형 만성간염

B형 급성간염 환자의 5~10%는 완치되지 않고 만성 간염이 된다. 만성감염이란 간염이 6개월 이상 지속되며, 즉 GOT, GPT 값이 6개월 이상 높게 지속되며, HBsAg와 HBeAg가 양성이고 이에 대한 항체(HBsAb, HBeAb)가 음성인 경우를 B형 만성간염이라고 한다. 이때 HBeAg가 음성인 경우도 있다. 다시 말해서 HBsAg가 존재하는 것만 가지고도 B형 만성간염의 진단을 내릴 수 있다.

활동성과 비활동성 여부는 정확히 조직검사로 해야 하지만, 일반적인 증상에 따라 분류할 수도 있다. 활동성인 경우는 자주 피로감을 느끼고 오른쪽 상복부가 무겁고 뻐근하며, 오른쪽 등에 통증 또는 압박감을 느끼고, 식사 후 포만감을 자주 느낀다. 반면 비활동성인 경우는 환자 자신을 병자가 아니고 아주 건강하다고 생각할 정도로 자각증상이 가볍다.

7) C형 만성간염

B형보다 무서운 C형 간염. B형 급성간염에 걸리면 10명 중 9명은 완치되고 1명은 만성감염이 된다. 그러나 C형 급성간염은 10명 중 8~9명이 만성간염으로 되고 1~2명밖에 완치되지 않는다. 더 큰 문제는 C형 바이러스에 감염됐을 때 대부분의 경우 뚜렷한 간염 증상 없이 급성간염이 아주 가볍게 경과하고 약 30%의 환자에게서

만 감기몸살 같은 급성간염의 전구기 증상과 함께 황달이 나타난다는 점이다. 그러므로 70% 환자들은 모르는 사이에 C형 급성간염을 치르게 되는데 이것이 문제인 것이다.

8) 간경변

바이러스성 만성간염이나 지방간이 진행되어 간이 계속 파괴되면 간이 섬유화 되어 쪼그라들고 딱딱해져서 피가 통하지도 않고, 간의 모든 기능이 거의 정지되는데 이를 간경변이라고 한다. 알코올 과다나 치료되지 않은 지방간, 간염이 주원인이다.

9) 간 암

간은 각종 종양이 호발하는 장소이다. 간에 생기는 종양은 양성종양과 악성종양(암)으로 나눌 수 있다. 간에서 발견되는 암 중 간 자체에서 생겨난 것을 원발성 간암이라 하고, 다른 장기에서 발생하여 간으로 전이된 것을 간 전이암이라고 한다.

간에는 원발암도 잘 생기고, 전이암도 잘 생긴다. 위장관에서 나오는 혈류는 일단 문맥을 통하여 간을 거치게 된다. 그래서 그런지 위암, 대장암, 췌장암 등 각종 소화기 암들이 간에 전이를 잘 한다. 간 자체에서 생겨난 원발성 간암 중 흔한 것은 간세포암(hepatocellular carcinoma, HCC)과 담관암종(cholangiocarcinoma, CC)이다.

간세포암은 간세포에서 유래한 것이며, 담관암종은 담관세포에서 유래한 것이다. 우리가 흔히 보는 만성 간질환 환자에서 잘 생기는 간암은 간세포암이며, 담관암종은 만성 간질환과는 관련이 없다. 간세포암이 담관암종에 비해 훨씬 많으며, 일반적으로 간암이라고 하는 것은 간세포암을 의미한다. 여기서 앞으로 간암이라고 하는 것은 실제로는 간세포암을 지칭하는 것이다.

간에는 암이 아닌 양성종양도 드물지 않다. 그 중에 대표적인 것이 혈관종이다. 혈관종은 빈도가 적지 않고, 크기도 다양하여 큰 것은 10 cm가 넘는다. 혈관종은 대부분 평생 아무 일 없이 지나간다. 그러나 간암으로 오인되어 환자를 깜짝 놀라게 하며, 특징적인 소견이 있어 대부분 감별이 되지만 간혹 감별이 안 되어 수술하게 되는 경우도 있다.

우리나라는 간암 왕국이다. 간암은 거의 대부분 만성 간질환이라는 배경에서 생겨난다. 수술로 떼어낸 간암의 주변 조직에는 대부분(60~80%) 간경변증이 동반되어 있다. 우리나라에 간암 환자가 그렇게 많지만, 만성 간질환을 갖고 있지 않다면 간암에 대해서는 별로 걱정을 안 해도 된다.

우리나라에 간암이 많은 이유는 우리나라가 세계적인 B형 간염바이러스 만연 지역이기 때문이다. 한국인 간암의 70%는 B형 간염바이러스 감염에 기인한다. C형 간염바이러스에 의한 것이 13% 정도, 기타가 18% 정도를 차지한다. 세계적으로 간암이 많이 발생하는 곳은 사하라 사막 이남의 아프리카, 동아시아(한국, 중국, 일본), 태국 일부 지역이다.

서울 지역 통계에 의하면 암 환자 중에서 간암이 차지하는 순위는 남자에서는 위암에 이어 2위이고, 여자에서는 위, 자궁경부, 유방, 대장, 직장암에 이어 5위를 차지한다. 간암은 6 : 1 정도로 남자에 더 많은 경향이 있다.

간암은 대개 중년 이후에 많이 발생한다. B형 만성 간질환이 있으신 환자에서는 간암이 50세경에 피크(peak)를 보이고, C형 만성 간질환이 있는 환자에서는 60세 이후에 피크를 보인다. 따라서 만성 간질환이 있는 환자 분들은 이러한 연령에 접근할수록 간암의 조기 발견에 더 신경을 써야 한다.

만성 간질환 환자에서 간암이 잘 생기는 이유는 장기간의 간세포 괴사 및 재생이 반복되면서 간세포에 유전적 변이가 쌓이기 때문으로 생각된다. 이는 B형 간염이나 C형 간염 모두에 해당된다. 간암이 장기간의 만성간질환을 경과한 후에 발생하는 경우가 많다는 점,

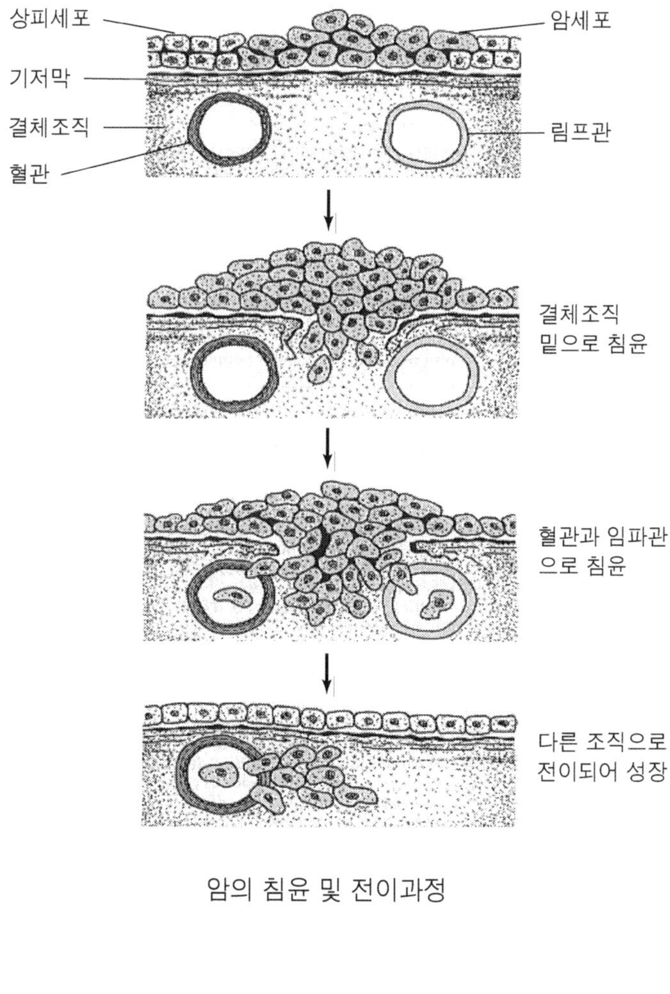

암의 침윤 및 전이과정

대부분 간경변증이 동반되어 있는 상태에서 발생한다는 점 등은 이러한 가능성을 시사한다.

그러나 B형 간염바이러스 감염자 중에는 드물게 십대나 이십대의 젊은 나이에 간암이 발생하는 사람이 있고, 드물지만 간암 주변 간조직이 정상 간인 경우도 있고, 만성 간질환 환자의 간세포 유전자에 B형 간염바이러스의 유전자가 끼어들어가 있는 경우가 종종 발견되고 있어 B형 간염바이러스 자체가 직접 간암을 유발할 가능성도 제시되어 왔다.

원자력병원 내과의 김창민 박사님은 태생기의 생쥐에 B형 간염바이러스 유전자의 일부(X 유전자)를 직접 주입하여 출생 후에 간암이 발생하는 것을 발견함으로써 이러한 기전이 가능함을 세계 최초로 증명하였다. B형 간염바이러스에 감염되어 있는 사람은 그렇지 않은 사람에 비해 간암 발생 위험이 200배나 더 높다.

비즐리(Beasley)라는 사람은 1970년대 대만에서 2만 명 이상을 3년간 추적 관찰하여 이 사실을 발견하였다. 당시만 해도 바이러스에 의해 암이 발생할 수 있다는 사실은 잘 받아들여지지 않았고, 지금은 간암의 가장 중요한 원인으로 인정받고 있는 B형 간염바이러스가 간암을 유발한다는 사실이 아직 알려져 있지 않던 때였다.

간암은 생긴 모양도 갖가지이다. 동그랗게 생겨서 커지는 경우도 있고(단결절형), 결절이 동시에 간 여기저기에 생기는 경우도 있고(다결절형), 간의 절반 이상을 차지할 정도로 거대한 경우가 있는가 하면(대량형), 어디가 정상 간이고 어디가 암인지 구분하기 어렵게 광범위하게 침윤해 들어가는 형태도 있다(미만형).

과거에는 진단 기법이 발전하지 않아서 간암이 아주 커진 다음에야 발견되어 대부분 진단 받고 수개월 이내에 사망하였다. 현재는 만성 간질환 환자에 대하여 정기적으로 초음파검사를 시행하기 때문에 간암을 조기 발견하여 성공적으로 치료되는 환자가 많아졌다. 그러나 간경변이 심하여 간암과 주변 간이 구분이 잘 안 되거나 침윤형으로 자라는 간암은 정기적인 초음파검사에서도 발견이 안 되고 많이 진행된 다음에야 발견되기도 한다.

증상이 나타나서 발견될 정도의 간암은 대부분 이미 많이 진행된 상태이다. 이런 상태에서는 마땅한 치료 방법이 별로 없고, 어떠한 치료를 해도 환자의 예후는 좋지 않다. 그래서 간암의 위험 요인을 갖고 있는 분들은 정기검진을 잘 받아 간암을 조기에 발견하도록 노력하여야 한다. 조기에 발견된 간암은 치료할 수 있는 방법이 많다. 간암 발견을 위한 정기검진으로는 간 초음파검사 및 알파태아단백(AFP) 측정을 시행한다.

초음파검사는 예민하여 능숙한 검사자는 0.5 cm 정도의 작은 종양까지도 찾아낼 수 있다. 초음파검사는 검사자 개인의 기술과 정성에 많이 좌우된다. 알파-태아단백(alpha-fetoprotein, AFP)은 태아 시절에 피 속에 많이 있는 단백질인데 성인이 되면 없어진다. 그런데 어쩐 일인지 간암 중에는 이 단백질을 만들어내는 것들이 많아서 피 검사를 해보면 AFP 치가 높게 나타난다. 정상에서는 20 ng/ml 이하인데, 꾸준히 증가하는 추세를 보이거나 400 ng/ml 이상이면 간암의 가능성이 높다. 대개 3개월마다 AFP 검사를, 그리고 6개월마다 간 초음파검사를 시행하고 있다.

간 초음파검사에서 간 종양이 발견되면 컴퓨터 단층촬영 CT검사를 시행한다. 요즘은 CT 기계의 성능이 더욱 향상되어 간암의 진단을 더 잘 할 수 있게 되었다. 간암의 확진을 위해서는 조직검사를 해야 하지만 CT 상에서 간암의 특징들이 보이고 AFP 치가 많이 상승해 있으면 그것으로 진단을 붙일 수도 있다.

자기공명영상(magnetic resonance imaging, MRI)이라는 검사는

가격이 비싼데, 간암의 진단에 있어서는 CT보다 나을 것이 없다. 간암은 혈관이 풍부하다. 이를 이용하여 진단에 도움을 주는 검사가 혈관조영술이다.

혈관조영술은 간동맥에 카테터를 놓고 조영제를 주입하는 것이다. 그러면 혈관의 모양이 보이면서 간암의 영상이 나타난다. 그리고 리피오돌(lipiodol)이라는 물질을 혈관에 주입하는데, 주입된 리피오돌은 간암과 주변 간에 분포하게 된다.

리피오돌(lipiodol)은 기름 성분의 물질로서 몇 주일이 지나면 암이 아닌 간 조직에서는 제거되는데, 간암에서는 그대로 남아 있다. 그래서 리피오돌을 주입하고 3주 정도 지나 CT를 찍어보면 리피오돌을 먹은 간암 조직은 하얗게 보여 대조가 뚜렷하다. 이를 리피오돌-CT검사라고 하며, 진단의 정확도가 높은 매우 예민한 검사이다.

간암의 조기 발견을 위하여 정기적인 간 초음파검사를 시행한다고 했는데, 정기 검진을 열심히 해도 간혹 병을 조기에 발견하지 못하는 경우가 있다. 간경변이 심하여 간암과 주변 간의 구분이 잘 안 되거나 침윤형으로 자라는 간암의 경우에 그렇다. 이는 마치 골프공이 낙엽이나 자갈밭에 떨어져 있을 경우에는 찾기 어려운 것과 같은 이치이다. 게다가 AFP치의 상승도 없을 경우에는 더욱 그렇다.

간암을 가장 확실하게 치료하는 방법은 수술로 암 조직을 떼어내는 것이다. 그러나 간암 환자 중 수술이 가능한 경우는 일부에 지나지 않는다. 정기 검진에 의하여 암이 크지 않은 상태에서 발견되어야 수술이 가능하다. 수술이 가능하려면 세 가지 조건을 충족해야 한다.

첫째는 암의 크기나 위치 상 절제가 가능해야 한다. 크기가 매우 큰 경우에는 절제가 어렵고, 수술 후 합병증의 발생이 많아지며, 떼어냈다 하더라도 재발률이 높다. 또한 간암이 중요한 혈관이나 구조물을 침범했으면 절제가 곤란하다.

둘째는 환자의 잔여 간 기능이 충분해야 한다. 간암은 대부분 간경변증을 동반하고 있는데, 간경변증이 심한 경우에는 아무리 간암을 떼어낼 수 있다 하더라도 환자가 수술을 이겨내지 못한다.

셋째는 간 이외의 장기에 암이 퍼져 있지 않아야 한다. 간암은 폐, 부신, 뼈, 뇌 등으로 전이를 잘 한다. 전이가 있는 경우에는 수술의 대상이 되지 않는다.

간암 치료의 문제점 중 하나는 간암이 재발을 잘 한다는 것이다. 성공적으로 간암 절제가 이루어졌다 해도 연간 재발률이 25%나 된다. 간암 중 크기 2~3 cm의 것을 소간암(小肝癌)이라고 하는데, 이러한 경우에 가장 좋은 수술 결과를 기대할 수 있다. 그런데 소간암 수술 후 3년 이내에 재발할 가능성이 50%를 넘는다.

간암이 이렇게 재발을 잘 하는 이유는 첫째, 수술시 미세한 병변이 이미 간의 다른 부위에 가 있거나, 둘째, 거의 대부분 간경변증이 동반되어 있기 때문에 새로이 간암이 발생할 위험이 높기 때문으로 생각되고 있다. 그러나 여러 가지 간암 치료법 중에서 수술이 가장 확실하게 암 조직을 제거할 수 있는 방법이기 때문에 병변이 수술하기에 적당하고, 환자의 몸 상태가 좋고, 나이가 젊을 경우에는 수술을 하는 것이 원칙이다.

수술에 의한 또 다른 간암 치료법은 간이식이다. 진행된 간암에 대한 간이식의 결과는 좋지 않는다. 암의 크기가 매우 커서 절제가 곤란할 경우에 간이식을 하면 어떻겠냐고 문의하는 경우가 있는데, 간이식 후 거의 대부분 재발하면 얼마 살지 못한다. 대개 5 cm 이

하의 단일 종양이거나 3 cm 이하로 3개 이하의 종양일 때 간이식을 해야 괜찮은 결과를 기대할 수 있는데, 이 경우 간 절제로도 마찬가지 성적을 거둘 수 있다.

간암에 대한 간이식 후 3년간 생존율은 50% 정도로서 간 절제와 비슷하며, 재발은 간 절제의 경우보다 더 적은 것으로 알려져 있다. 만일 간경변증이 심하여 그 자체로도 간이식을 받아야 하는데, 크지 않은 간암이 동반되어 있다면 이러한 경우에는 간이식을 해볼 만하다. 그러나 수술이 가능한 소간암에서 간 절제와 간이식 중 어느 하나를 선택하라고 하면 절제술이 더 우선적으로 추천된다.

왜냐하면 간암 환자는 대부분 고령이라 간이식의 금기가 되는 문제점을 지닌 경우가 많고, 수술에 따르는 위험성으로 수술 후 1년 이내 사망률이 20%에 달하고, 경제적인 부담이 크고, 이식 후 이식 간에 기존의 간질환(B형 또는 C형 간염, 알코올성 간질환 등)이 재발하는 문제, 장기 이식을 받기 위해 기다리는 중에 병이 진행할 가능성, 장기 부족 등 여러 가지 문제가 있기 때문이다.

수술이 가능하지 않은 경우에 쓰이는 치료법은 크게 세 가지가 있다. 첫째는 경동맥 화학색전술(transarterial chemoemboli-zation, TACE), 둘째는 경피적 에탄올 주입술(percutaneous ethanol injection, PEI), 셋째는 전신적 항암화학요법이다. 경동맥화학색전술이란 경동맥, 즉 동맥을 통해서 화학색전술, 항암제 및 색전물질을 넣어 치료한다는 것이다.

간의 구조 편에서 정상 간 조직은 동맥 및 문맥이라는 이중혈류 공급을 받는다. 이에 비해 간암 조직은 동맥으로만 혈류 공급을 받는 특성이 있다. 따라서 간암으로 혈류를 공급하는 동맥을 잘 찾아 들어가서 항암제 및 리피오돌(기름 성분의 물질)을 넣고 색전물질로 혈관을 막아버리면 암이 죽을 것이다. 실제 이 치료가 잘 되면 좋은 반응을 보이는 경우가 적지 않다. 그러나 암이 크고 약이 부분적으로만 들어갈 경우에는 반응이 그리 좋은 편이 못 된다.

경피적 에탄올 주입술이란 경피적, 즉 피부를 통해서 에탄올 주입술, 주사바늘로 간암 조직에 순수 알코올을 주입하여 암세포를 죽인다는 뜻이다. 초음파로 간암을 보면서 바늘을 찔러 넣어서 순수 알코올이나 초산 용액, 끓는 생리식염수 등 암 조직을 죽일 수 있는 물질을 집어넣는 것이다. 어느 간암에나 다 가능한 것은 아니고 대개 종양의 크기가 3 cm 이내이면서 종양이 3개 이하인 경우에 시행할 수 있고, 초음파로 간암이 잘 보여야 한다. 한 번으로 치료가 완결되지는 않고 대개 여러 번의 반복 시술이 필요하다.

치료 성적이 상당히 좋아서 수술에 버금가는 효과를 얻을 수도 있다. 그러나 절제 가능성이 높고, 간 기능이 양호하면 수술을 하는 것이 원칙이다.

최근에는 고주파 응고치료술(Radiofrequency thermal ablation)이란 치료법이 나왔다. 이것은 경피적 에탄올 주입술처럼 초음파 유도 하에 간암 조직에 바늘을 찔러 놓고 바늘 끝에서 고주파를 발생시켜 종양이 열에 의해 익도록 하는 방법이다. 아직 장기간의 치료 성적은 나와 있지 않으나 효과면에서 경피적 에탄올 주입술과 비슷할 것으로 예상되고, 잘 되면 한 번에 치료를 종결할 수 있다는 장점이 있다. 그러나 비용이 비싸다는 것이 흠이다.

전신적 항암화학요법이란 흔히 말하는 항암제 치료이다. 정맥을 통해 항암제를 단독 또는 복합으로 주사하여 치료하는 것이다. 간암이 간을 뒤덮고 있거나, 큰 혈관이 침범되어 있거나, 다른 장기에 암이 가 있으면 전신적 항암화학요법 이외에는 마땅한 방법이 없다. 그러나 간암은 전신적 항암제에 대한 반응이 좋지 않다.

치료 반응은 20～30% 를 넘지 못하며, 이것도 환자의 수명 연장과 이어지는지 의문이다. 고용량의 인터페론을 써서 간혹 효과가 있는 경우도 있으나 전반적으로 환자 생존을 연장시키지는 못한다. 항암제를 정맥을 통해서 주입하는 것이 아니라 직접 간동맥에 카테터를 위치시켜 놓고 항암제를 주입하여 효과를 보았다는 보고도 있는데, 실제로 그러한지는 아직 두고 보아야 한다.

따라서 이러한 진행된 상태의 간암은 현재로서는 어떠한 치료에도 대부분 예후가 불량하기 때문에(2～3개월 정도 생존) 적극적인 치료를 삼가고 보존적인 치료만을 시행하는 것도 한 가지 방법이다. 이러한 문제를 해결하기 위하여 유전자 치료법(gene therapy) 같은 새로운 치료법들이 활발히 연구되고 있는데, 아직은 기술적인 문제 때문에 임상과 연결되지 못하고 있다.

간암은 만성 B형 간염을 거쳐 발생하는 경우가 대부분이고 간경화증을 수반하게 된다. 간경화증 자체도 어려운 병인데 여기에 종양까지 발생하였으니 치료는 더 힘들 수밖에 없다. 간암은 다른 암에 비해 생존율이 극히 낮다. 종양을 소실하여 일단 급한 불은 껐어도 간 자체가 이미 많이 손상되었기 때문에 남아 있는 간세포의 기능이 얼마나 견디어 주느냐가 문제다. 간암 환자가 한방 치료를 받기 전에 반드시 선행해야 할 조건이 있다.

첫째, 환자에게 병명과 정확한 현 상황을 자세히 일러 주어야 한다. 다른 암에 비해 생존율이 극히 낮고 뚜렷한 치료방법이 없기 때문이다.

둘째, 환자를 위해서는 삶의 양보다 삶의 질을 선택할 수 있게 해야 한다. 하루를 살더라도 편히 살 수 있게, 그리고 환자가 마지막 생을 정리할 시간적 여유를 주어야 한다. 간암을 치료하기 위한 한방요법의 목표는 환자의 삶의 질을 개선하자는 데 있다.

간암치료의 한방요법은 약물요법, 관장요법, 식이요법으로 나누어 시행된다.

12. 각종 이상 간의 투시적 영상

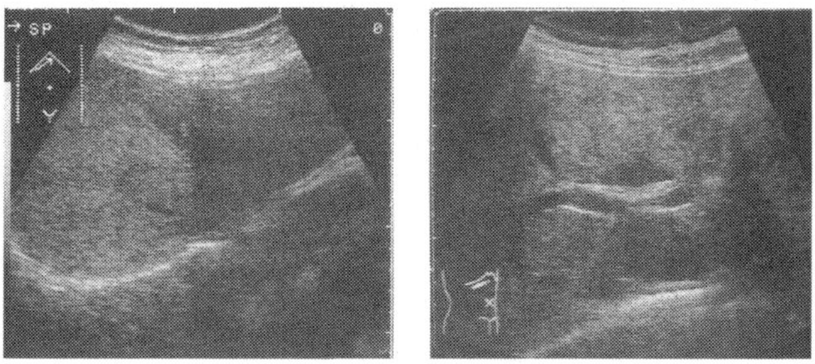

지방간(초음파)

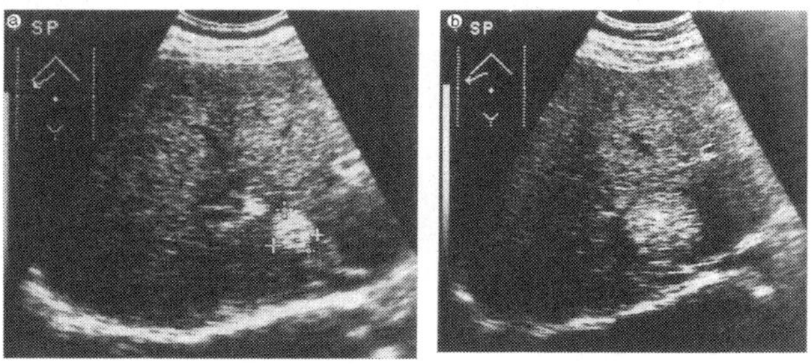

간세포암(초음파)

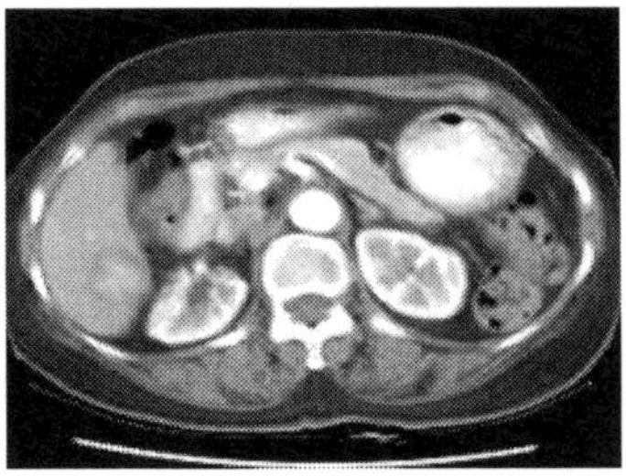

간암 초음파

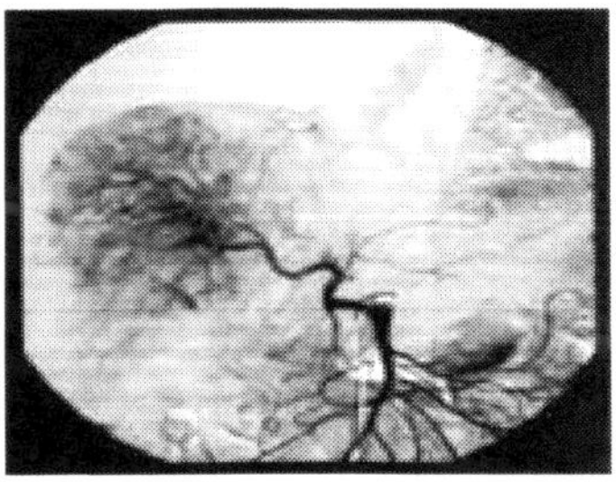

간암의 혈관조영술 사진

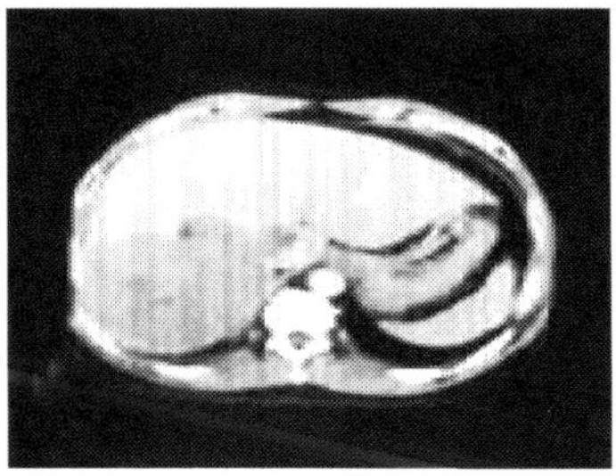

간암의 CT사진

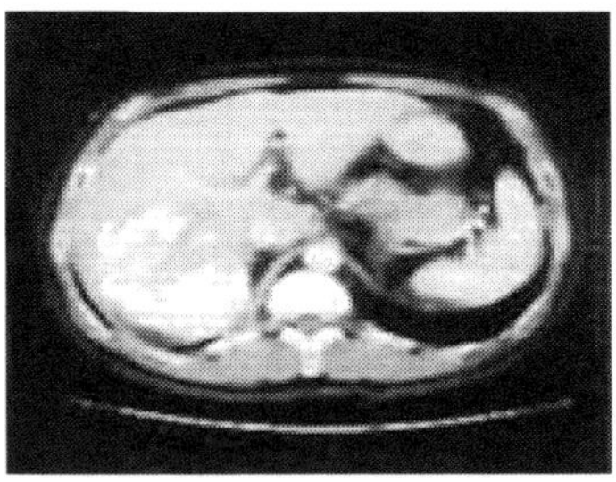

리피오돌 주입 후 간암의 CT사진

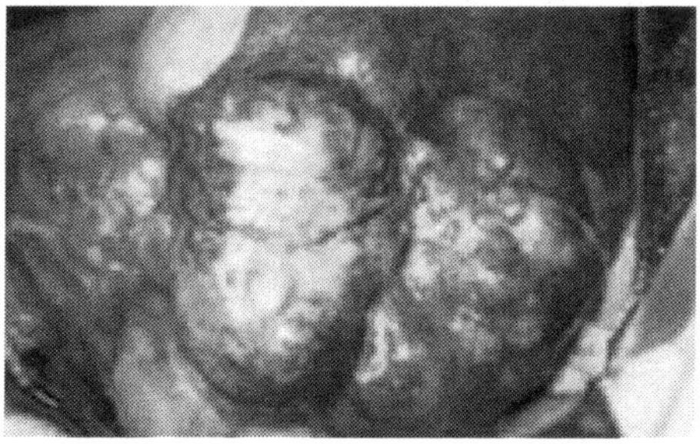

간암의 수술사진

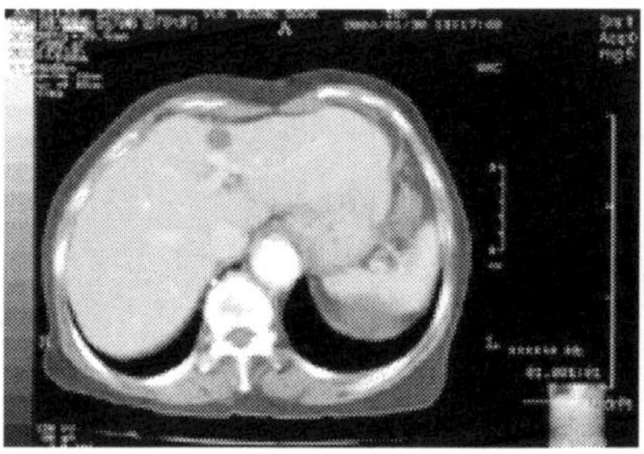

간 암

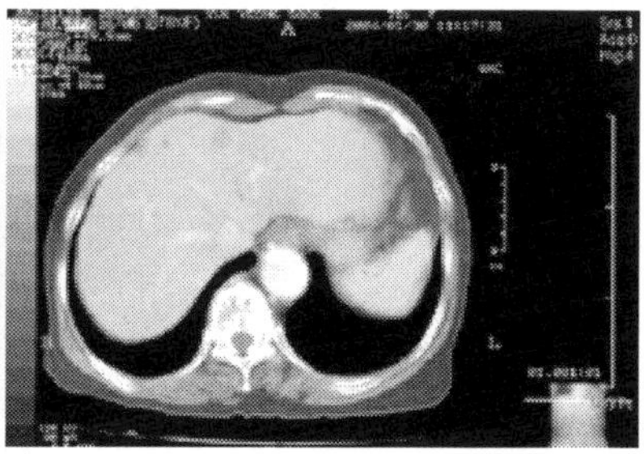

간 경화

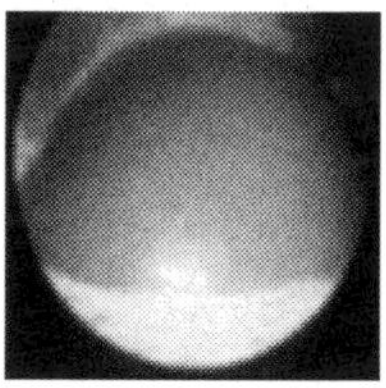

정상인의 간

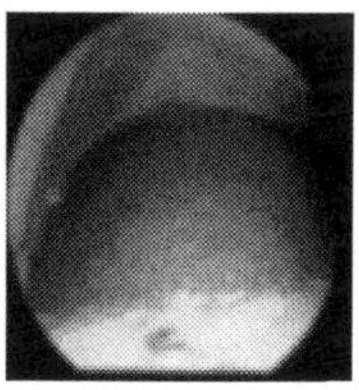

만성 간염환자의 간

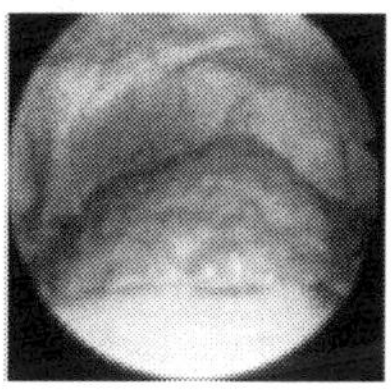

간경변 환자의 간

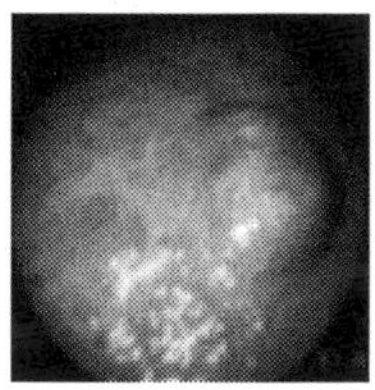

간암 환자의 간

13. 황달과 간의 한의학적 소견

13.1 황 달

담즙 색소가 혈액 중에 나타나서 피부, 점막 기타의 장기에 침착하여 신체가 황염 된 상태를 황달이라 한다. 증후명이며 병명은 없다. 황달이란 비에 습이 있고, 위에 열이 왕성하므로 눈과 온몸이 누렇고, 소변도 누렇거나 붉은 빛을 띤다.

동의보감에서는 황달이 생기는 것은 마치 누룩을 띄우는 것 같다고 하였다. 5달은 다 습열인데 대체로 습열과 이 진액과 혈액을 훈증하여 오르면 얼굴과 눈으로부터 온몸과 손톱, 발톱까지 모두 누렇게 되는 것이 황달병이라고 하였다

황달의 원인에 대해서는 대체로 그 병이 땀을 내야 할 경우에 땀을 내지 않아도 황달이 되고, 오줌을 잘 내리게 해야 할 경우에 이를 잘 하지 않아도 황달이 된다. 비위는 기육과 사지를 주관하는데 한습과 내열이 합한 관계로 이렇게 된다. 또한 황달은 습열과 음식에 체한 경우도 생긴다.

이밖에도 동의 고전들에는 여러 가지 유인들과 원인들을 설명하고 있다. 총괄적으로 풍한이 사람의 몸에 감촉된 것, 유행성 감기 혹은 더위가 잠복하여 풀리지 못한 것, 술과 기타 음식물에 상한 것 등등의 원인들이 있다. 그러나 원인은 거의 대부분 경우에서 일치하게 습열이 울결하여 사기가 나가지 못하거나 어혈로 인하여 누렇게 되는 것이다. 오직 습열의 실증과 허증으로 구별된다.

황달의 종류는 주달, 곡달, 황한달, 여로달 등의 5달과 음황, 양황, 흑달, 황반 전염성 황달 등이 있다. 증상은 대체로 양황과 음황으로 종합할 수 있다. 양황은 습열이 울결하여 누렇게 되므로 일반적으로

표현되는 것은 맥이 삭하고 몸에 열이 있으며, 구갈이 나고 얼굴과 온몸의 피부는 귤빛 같이 몹시 누러며, 소변은 황적색이며 변비가 있다. 음황은 비위의 양기가 미약하므로 음한이 침입한 증후인데, 이것은 양황을 제때에 치료하지 못하거나 혹은 찬 약을 지나치게 써서 생긴 것이다. 일반적 증상은 팔다리가 궐랭하고 맥은 침세하며, 그 빛은 황색이면서 거무스레하고 대변은 붉다.

치료는 양황에서는 위를 치료하는데, 위열을 내리게 하고 습을 제거하여야 하며, 음황에서는 비를 치료하는데 비양을 덮게 해야 한다.

그의 치료 처방은 양황에는 습이 열보다 왕성하면 인진 귤피탕이나 이진오령산 등을 써서 온화삼리 하는 것이 좋으며, 열이 습보다 더 왕성하면 치자 백피탕을 써서 해열, 이뇨 하는 것이 좋다. 음황에는 인진부자건강탕이나 이중탕에 인진, 복령을 가미하여 쓰는 것이 좋다.

일반적으로 표가 실하고 땀이 없으며, 오한이 있고 누런빛이 선명하면 계지황기탕이나 마황승즙탕을 써서 땀을 내고, 소변이 잘 내리지 않으면 이진오령산을 써서 잘 내리게 한다. 만일 반표 반리에 병이 있으면 복부 촉진을 잘 한 다음 대 소시호탕을 위주로 하여 인진을 가미하거나 인진호탕과 합하여 쓴다.

1) 폐색성 황달

담석, 담도염, 종양, 반흔 등 때문에 담도의 통과 장해가 일어나며, 담즙이 울체하여 재흡수 되어 황달을 일으키게 되는 것이다. 담즙이 울체하면 간세포의 장해가 일어나게 되므로 악순환적으로 황달의 정도를 증가하게 된다.

2) 간세포성 황달

간세포가 상해되면 한 번 간세포에 의해 배설된 빌리루빈(담즙색소)이 재차 혈중으로 들어가 황달을 일으킨다. 바이러스성 간염, 중독성 간염은 이에 속한다. 바이러스성 간염, 중독성 간염은 이에 속한다. 종래 단순성(카타르성 황달)이라고 불리어온 것도 대개는 바이러스성 간염(또는 유행성 간염)에 의한 황달이다.

외인성 중독의 원인으로는 좀약, 인, 클로로포름, 비소, 사르바르산 등을 들 수가 있다. 내인성 중독의 원인으로는 임신성 황달이 있다. 세균성 감염에 의한 것에는 폐렴, 황열병 ,티푸스, 파라티푸스, 성홍열, 패혈증, 매독, 출혈성 스피로헤타 등을 들 수 있다.

3) 객혈 황달

생체 내의 적혈구 파괴가 병적으로 항진할 경우, 빌리루빈의 생성과잉에 의하여 황달을 일으키는 것이다. 악성빈혈, 발작성 혈색소뇨, 말라리아 등에 보이는 황달은 이에 속한다. 가족성에 선천적으로 만성 용혈성 황달도 이에 속한다.

◆ 증 상 ◆

소화기 증상으로 식욕부진, 토기, 구토, 상복부 압통 등이 있다. 신경증상으로는 두압, 두중, 피로, 기울 등이 있다. 피부 및 점막의 색은 황염한다. 안공막과 연구개에서 시작하여 후에는 전신의 피부, 점막이 황색으로 물들어 간다(인공 등화로 보면 가벼운 황달은 보기에 놓치는 수가 있으므로 주의를 요한다). 피부소양, 발진을 초래하는 수가 있다.

대변에 담즙색소가 부족하여 회백색으로서 변비로 기울어지고, 뇨는 갈색을 띤다. 맥박은 서맥, 즉 완서하다. 열은 간세포성의 경우는 발열하지만 폐색성 황달에는 담석증 등 이외에는 일반적으로 발열하지 않고 도리어 평균 체온 이하이다. 간장종창이 있고, 그 경도를 증가하며 압통을 수반한다. 용혈성인 경우는 비종을 수반한다.

병세가 좋아지면 점차 여러 증상이 감퇴하고, 대변색도 황색이 증가하여 피부의 황색이 감소하고, 뇨 중에 우로비링을 인지하게 한다.

◆ 치료법 ◆

치료법은 그 원인에 따라 다르다. 일반적으로 말하면 비호요법이 주요하므로 안정하게 눕히고, 식사요법으로는 지방을 제한하고, 당질, 단백질 등이 풍부한 음식물을 공급한다. 고형식을 먹지 않는 경우에는 우유 등 유동식을 취하게 한다. 식사요법은 10일~2주간 계속한다.

침구요법이 적응하는 경우는 담석증, 담도담낭염, 카타르성 황달, 급성간염으로 인한 황달 등이다. 기타는 적절한 내과적, 외과적 요법을 행하게 한다. 황달을 현대의학에 의존해서 치료하기 보다는 한약과 침구에 의한 치료로 간경화, 간암 초기에 이르기까지 치료 효과를 볼 수 있다.

1차적으로 황달의 한방약은 한방의 3대명약이라 불리우는 인진고탕, 인진오령산이 이용되고, 담석에서 오는 황달에는 대시호탕이 이용된다.

13.2 침구요법

카타르성 황달, 급성간염에서 오는 황달 치료에 효과가 있다.

13.3 온침요법

① 온침요법 : 중완, 우양문, 기문, 일월, 천추, 관원, 곡지, 양릉천, 태충

② 배수혈 온침 : 심수, 격수, 간수, 비수, 위수, 비근, 담수, 담낭혈(음릉천하방1촌) 머리에는 백회, 통천, 정영, 솔곡, 신정, 신문, 풍지, 천추에 자침

13.4 이침요법

상기혈 외에 췌점, 피질하점을 사용하여 특효를 본다. 상기에 자침한 후 잘 듣지 않을 때에는 췌점과 피질하를 추가해보는 것도 좋은 방법이다. 일반침의 경우는 4호침을 사용하여 관통이 안 될 정도로 자침하고 30분 유침 중 4～5회 회전자극을 주면 속히 회복된다.

피내침의 경우에는 1회 3혈씩 3～4일 간격으로 교대 치침하여야 한다. 치침 중은 상시 귀를 만져 자극을 연속적으로 주는 방법도 좋은 방법이다. 황달에는 반드시 간염점(우측)에 2～3개 침을 자입하고 피질하를 동시에 자침하되 매일 계속하여야 한다. 간경화, 간암인 경우는 예외이며, 원인 치료에 중점을 두어야 한다. 우측 귀의 간양1, 간양2는 전염성 간염에 주치하는 혈이다

제 2 장

간과 식품

1. 간 해독에 좋은 음식 및 식자재

1.1 버 섯

간의 독성을 완화시키는 베타 글루칸이 풍부하고, 알코올 대사를 돕는 비타민 B_2와 비타민 C가 많다. 간암에는 버섯만 한 게 없다고 할 정도로 간에 좋은 음식이다. 모든 종류의 버섯에 다 들어 있는 베타 글루칸이라는 다당류가 바로 그 비결이다. 베타 글루칸은 고유 면역력을 늘려 암을 예방하고 암세포가 자라는 것을 막는 역할을 한다.

1.2 바지락

바지락에 풍부한 타우린이 간의 해독작용을 돕기 때문에 함께 포함된 메티오닌 등 필수 아미노산과 니아신, 히스티딘, 비타민 B, 칼슘, 철분 등도 간을 보호하는 역할을 한다. 또 흡수율이 97% 이상 되는 질 좋은 단백질을 달걀만큼 풍부하게 함유하고 있는데, 이런 단백질은 간 기능 회복에 필수적인 영양소이다. 간 기능이 약해지면 간에 지방이 쌓여 지방간이 되는데 바지락은 이를 방지하는 '베타인'이라는 성분을 포함하고 있다. 이밖에 콜레스테롤도 줄이고 혈액순환을 도와 고혈압과 동맥경화를 예방하는 효과도 있다.

1.3 부 추

부추는 간의 채소라 할 만큼 간 기능을 강화하는 작용이 아주 뚜렷한 채소이다. 다른 채소류에 비해 비타민 A, B_1, C 및 칼슘과 철분이 풍부하여 간 기능을 강화하고 혈액순환을 도와준다.

1.4 토마토

파괴된 간세포 재생에 효과가 있다.

1.5 양배추

숙취 또는 기름으로 인한 위의 더부룩함을 완화시키는 작용이 있으며 해독작용, 간 기능 개선 효과도 있다.

1.6 콩

술과 담배의 독성을 해독하고 간 기능을 개선한다.

1.7 복숭아

피부미용 효과와 간 기능을 활발하게 하며, 혈중 콜레스테롤을 낮춰준다.

2. 간에 필요한 음식

가장 좋은 단백질 공급 식품은 계란이며 우유, 닭고기, 생선과 어패류, 두부 등의 콩류, 쇠고기, 돼지고기 순서로 단백질을 섭취하는 것이 바람직하다. 또 집에서 빵을 만들 때 쓰는 효모의 껍질은 전체 중량의 절반이 단백질로 구성되어 있을 뿐 아니라 면역증강 물질인 베타 글루칸이 풍부하게 들어 있고, 항산화물질이자 항암물질인 셀레늄도 많이 들어 있기 때문에 간암 예방에 매우 좋은 식품이다.

당분(탄수화물)과 지방도 적당량 섭취하는 것이 좋다. 간에 글루코겐이 부족하면 바이러스나 약에 대한 저항력이 떨어지는데, 당질의 일부는 글리코겐의 형태로 간에서 저장되기 때문에 밥, 빵 등이 포함된 아침 식사를 꼭 챙겨 먹는 것이 중요하다.

지방도 일정량을 섭취해 주면 비타민 A, D, E, K 등의 지용성 비타민 흡수가 잘 되며, 가급적 불포화 지방이 풍부한 콩류, 생선, 닭고기 등을 통해 섭취하는 것이 유익하다. 뿐만 아니라 베타 카로틴과 비타민 C, E의 보충도 암 예방과 극복에 도움을 준다. 이 비타민들은 몸 안에 쌓인 유해산소를 없애주고 항암작용을 한다.

베타 카로틴은 파슬리, 쑥갓, 부추, 시금치 등 녹색 채소와 파래, 김, 미역 등의 해조류에 풍부하고, 비타민 C는 키위, 감, 레몬, 딸기 등 각종 과일과 브로콜리, 피망, 고구마 등에, 비타민 E는 참깨, 아몬드, 소맥 배아, 장어 등에 풍부하다. 또한 녹즙에도 베타 카로틴, 비타민 C, E 등과 항산화 비타민이 들어 있다.

3. 간질환 식이요법

'먹는 게 나다'라는 말이 있다. 먹는 음식물이 나의 몸 안의 세포를 만들어 구성하고 유지해 준다는 말이다. 좋은 음식을 먹는 것은 내 몸을 잘 구성하여 깨끗하게 유지하게 하는 것이고, 간장의 수고를 덜어주는 지름길이다.

(1) 과식을 피하고 천천히 꼭꼭 씹어 먹는 식사습관이 필요하다. 꼭꼭 씹어 먹어야 입안의 침(알칼리성)과 위장 안의 위산(산성)이 만나 중화가 되어 온전한 소화를 하게 한다.
(2) 인스턴트 음식(과자, 케이크, 빵, 아이스크림, 도너츠, 초코렛, 라면, 사탕, 커피믹스, 탄산음료), 가공 음식(흰쌀, 흰 밀가루), 기름에 튀긴 음식, 볶은 음식 등을 삼간다.
(3) 저지방 고단백의 식사요법이 좋은데 육류보다는 잡곡밥(현미, 보리)에 콩류(된장, 청국장, 콩나물, 비지), 생선류, 해물류, 해조류, 야채 위주에 적당한 과일의 섭취가 좋다.
(4) 보통 기름진 음식만 비만에 영향이 있다고 생각하는데 흰쌀, 흰 밀가루 같은 탄수화물은 기(氣)도 없고 섬유질이 없는 포도당이라서 흰 설탕같이 당분이 많아 지방으로 축적되어 비만의 원인이 된다. 특히 비만한 지방간의 당뇨병 환자분은 통곡식의 밥을 복용해야 좋다.
(5) 금주를 하면 좋은데 과음을 피하고, 피치 못한 경우 음주 후 3일 정도는 간을 쉬게 하는 게 좋다.
(6) 간에 무리를 주지 않는 알코올 섭취량은 하루 10～20 g이며, 이는 맥주 1캔, 소주 반 병, 양주 2～3잔 정도에 해당하는 양이다.
(7) 지방간으로 비대 된 간장이 3～6주가량 금주를 하면 정상의 크기로 오게 된다.
(8) 음주 시 튀김류, 볶음류, 육류보다는 생선회, 야채, 생선탕을 안주로 하면 지방간에 도움이 된다.

(9) 술은 영양적 가치가 없으며 열량만 있으므로 술을 자주 마시는 사람은 고혈압이나 뇌졸중의 발병률이 높아진다. 따라서 잦은 음주는 가능한 한 피해야 한다.

4. 간질환 운동요법

지방간에는 음식 섭취량을 줄이고, 운동으로 정상 체중을 유지한다. 특히 조깅, 등산, 보행 등의 유산소 운동이 필요하다.

5. 간질환에 좋은 음식

5.1 다슬기액

다슬기를 끓이면 파란 물이 우러나는데, 이는 다슬기를 비롯한 조개류의 피로 사람이나 포유동물과는 달리 푸른 색소가 많이 들어 있기 때문이다. 그런데 이 푸른색 색소가 사람의 간질환을 치료하는 데 매우 좋은 효과가 있다고 한다. 간염이나 간경화, 간암 등 갖가지 간병에 좋은 치료효과가 있다(재배산 보다는 물 좋은 곳에서 채취한 야생 다슬기가 좋다).

5.2 칡뿌리생즙

칡의 중요 성분 중 하나인 카테킨은 간 손상을 유발시키는 물질 중의 하나인 사염화탄소를 흰쥐에게 투여한 결과 칡 카테킨은 사염화탄소로 유도된 간장의 과산화지질의 형성을 방지해서 간 기능을 회복시키는 데 효과적이라는 사실도 밝혀졌다.

5.3 하얀 민들레

흰머리를 검게 하고, 뼈와 근육을 튼튼하게 하고 갖가지 눈병에도 효과가 있다. 위염을 다스리고 암세포를 죽이며, 간을 보호한다(해열, 해독, 피로회복, 식욕부진). 간을 튼튼하게 하는 천연 강장제로서 국산 흰 민들레가 효과가 좋다.

5.4 기 타

헛개나무, 결명자, 유근피 등이 있다.

6. 간장 질환의 자연건강법

6.1 간암 등 간장 질환의 자연건강식

(1) 산야초 발효효소: 불미나리나 냉이, 엉겅퀴, 돌나물, 쑥, 어성초 뿌리, 박주가리, 민들레, 왕고들빼기를 비롯한 간에 좋은 산야초로 발효효소를 만들어 꾸준히 먹는 것이 좋다.

(2) 마늘 발효효소: 마늘이 간에 좋다는 사실은 자연의학을 공부하는 사람은 모르는 사람이 없을 것이다.

(3) 식용 목초액: 목초액은 강력한 독소분해 작용을 하므로 간을 쉬게 하여 스스로 치유할 수 있게 한다.

(4) 어성초 발효효소: 살균 및 염증해소에 탁월한 어성초는 변비해소에도 좋아 간암을 비롯한 간장 질환에 꾸준히 먹는 것이 좋다.

(5) 양조효모, 낫도, 아우름 밥상: 간이 좋지 않은 사람은 단백질 소화효소의 분비가 취약하기 때문에 단백질을 소화 흡수가 어려워 단백질 부족에 빠지기 쉽다. 단백질은 장에서 단백질 분

해효소에 의해 아미노산으로 완전히 분해된 뒤 흡수되어야만 비로소 영양소로 이용이 가능하다. 양조효모나 낫도는 효모의 작용으로 단백질이 아미노산으로 분해되어 있기 때문에 장에서 소화효소의 도움 없이 바로 흡수될 수 있다.

7. 간장 질환의 자연건강법

7.1 자연건강 식이요법

간은 영양분을 저장하고 필요에 따라 분배하는 일을 한다. 영양이 들어오지 않거나 들어오더라도 간에 부담을 주지 않는 영양소만 들어오면 간은 쉬면서 자신을 치유하는 시간을 갖게 된다. 자연 건강 식이요법은 간에 부담을 주는 동물성 식품이나 소화효소의 소모가 많고 찌꺼기를 발생시키는 보통의 먹거리를 철저히 차단하고, 발효효소나 함초 등 비타민과 미네랄, 효소, 천연당분을 대량으로 들여보내 막힌 것을 뚫고, 눌러 붙인 찌꺼기를 녹여 없애거나 태우는 요법이다.

7.2 갯벌 황토알 찜질

간장 질환을 앓고 있는 환우는 독소분해를 하지 못해 온 몸에 독소가 가득하다. 자연건강 식이요법을 하면서 갯벌 황토알 찜질을 하게 되면 몸속의 독소가 맹렬하게 뿜어져 오기 때문에 독소에 중독된 간이 편해지면서 낫게 된다.

7.3 간장 온곤약 찜질법

간온비냉이라는 말이 있다. 간장은 따뜻하게 하고, 비장은 차게 하라는 뜻이다. 특히 간경화나 간경변과 같이 간이 굳어서 오는 질환에는 더욱 좋다.

7.4 된장찜질과 관장

간장 질환이 생기면 담즙 분비가 어려워 숙변이 생기기 쉽다. 반면에 숙변이 생기면 독소가 많아지므로 독소분해를 해야 하는 간이 힘들게 된다.

7.5 풍 욕

간장 질환이 있는 분들은 필연적으로 독소분해 작용이 떨어질 수밖에 없다. 분해되지 않는 독소는 신속히 몸 밖으로 내보내지 않으면 우리 몸은 독소에 찌들어 병들거나 죽게 될 것이다. 풍욕은 피부를 통하여 독소를 내보내고, 산소를 들여보내는 자연건강 특수요법이다.

7.6 각 탕

각탕은 손발의 혈액순환을 돕고, 간에 쌓인 열을 삭이는 매우 중요한 건강법이다. 각탕은 어떤 질병에도 신통한 효력을 발휘하는 자연건강법의 꽃이다.

7.7 조식 폐지

간의 부담을 덜어주기 위해 영양의 섭취를 줄여야 한다.

7.8 생수와 감잎차

핏속에 수분이 적으면 피가 걸쭉해 지면서 피의 흐름이 더디게 된다. 그리고 비타민 C는 면역체계를 강화시켜 간 기능을 개선시킨다. 따라서 하루에 3리터 이상의 생수를 마시고, 감잎차를 5g 정도 먹어야 한다.

7.9 포식난의

옷을 두껍게 입고 배부르게 먹는 것이 간을 병들게 하는 지름길이다. 따라서 간이 좋지 않은 사람은 옷을 가볍고 헐렁하게 입고, 생채소와 발효식품 위주의 소박한 밥상에서 조금씩 먹는 것이 간을 편하게 하는 길이다.

8. 디톡스 건강법이란?

오늘날 우리는 산업용 화학물질, 오염된 물, 살충제, 식품첨가제, 중금속, 약물, 환경 호르몬 등의 독성 화학물질에 그 어느 때보다도 큰 위협을 받고 있다. 뿐만 아니라 우리의 그릇된 식사 문화와 섭생으로 인하여 외부 독소의 효과적인 배출이 저해됨은 물론 내부에서 또 다른 독소의 양산이라는 심각한 상태에 이르고 있다. 안팎으로 생기는 독소는 우리 몸 안의 생태환경을 근본적으로 바꾸어 놓으면서 조직의 손상과 감각 기능의 저하는 물론이고 각종 질병의 원인으로까지 작용하고 있다.

디톡스 건강법이란 이러한 우리 몸 안의 독소를 약물이나 수술을 통하지 않고 자연요법으로 제거하여 건강을 도모하는 방법을 말한다. 디톡스 건강법은 치료에 있어서도 근본적인 요법이지만 치료에 앞서 병의 원인을 제거함으로써 예방을 하는 데 더 큰 의의를 갖고 있다.

디톡스를 하게 되면 인체는 다시 깨끗한 몸으로 태어나 균형을 갖추고 육체적, 정신적, 성적 에너지를 가득 채우게 된다. 창의력이 되살아날 뿐만 아니라 외모와 태도도 달라지게 된다.

8.1 디톡스의 이점

(1) 소화기계 내에 축적된 노폐물과 발효를 일으키는 박테리아 효모가 청소된다.
(2) 지나치게 많은 점액과 울혈 등이 제거된다.

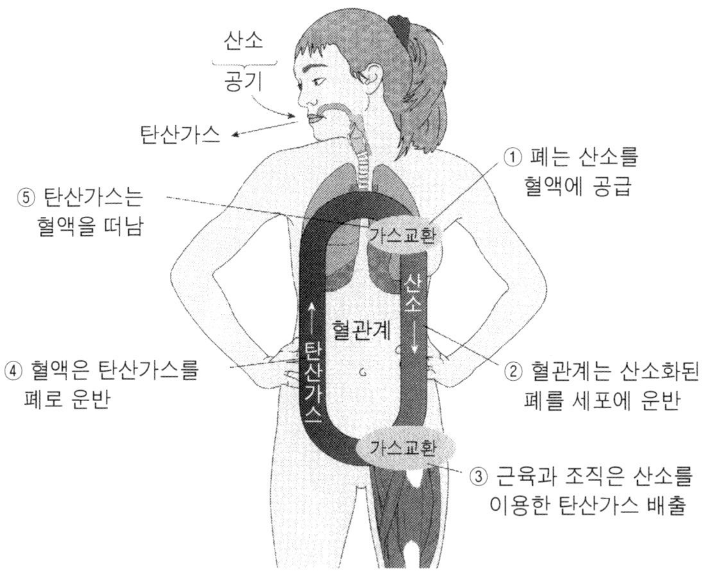

운동시 호흡순환기의 역할

(3) 보통의 식사 습관으로는 개선하기 힘들었던 간 신장 혈액이 정화된다.
(4) 정신이 맑아진다.
(5) 설탕, 카페인, 니코틴, 알코올 등의 의존도가 줄어든다.
(6) 나쁜 식사 습관이 개선됨으로써 위장의 크기도 정상으로 돌아와 체중이 조절된다.
(7) 면역계가 자극되고 강화된다.

8.2 디톡스 건강법의 3단계

디톡스는 청소 → 재건 → 유지의 3단계로 이루어진다.

▸ 1단계 - 청 소

소화기관 및 주요한 기관으로부터 점액질과 독소를 청소해 내는 단계이다. 간 청소, 장 청소, 피부 청소, 임파 청소, 신장 청소, 폐 청소를 하는 방법을 말한다.

▸ 2단계 - 재 건

독소를 청소한 후 조직을 건강하고 최상의 상태로 만드는 단계이다. 재건단계에서는 신선한 음식이나 최소로 조리한 음식을 먹는다. 지방질 섭취는 줄여야 하며, 유제품을 줄이고 튀긴 음식을 금해야 한다. 알코올, 카페인, 설탕, 담배도 멀리 하도록 하라. 생선과 해물을 제외한 육류도 피하라. 때로는 건강보조식품이 재건에 큰 도움을 주기도 한다.

▸ 3단계 - 유 지

디톡스에 있어서 매우 중요한 단계이다. 생활 습관을 조절하여 저항력이 강한 인체를 만들도록 한다. 건강 유지를 위한 식사로는 섬유질이 풍부한 과일과 야채, 현미 잡곡밥, 해물, 생선, 해조류 등을 들 수 있다. 운동을 하거나 요가, 명상 등 이완을 위한 노력, 건강보조식품의 섭취도 독소의 축적을 막는 좋은 방법이다.

1) 약물요법

간암 치료에서의 약물요법의 원칙은 종양이 분비하는 산성 독성물질을 빨리 제거하여 간의 손상을 최대한 줄여 주고, 간 기능을 개선하고, 환자가 호소하는 임상적인 증상을 제거해 주면서 간암 세포를 죽일 수 있는 약물을 선택해야 한다.

2) 복수가 찬 경우의 약물요법

간암에 의해 복수가 찬 경우는 생이 얼마 남지 않음을 예고하는 것이다. 알부민과 글로불린의 수치가 떨어져서 혈액 속에 혈장 단백질이 부족하면 복강 내에 물이 고이게 된다. 그리고 종양에 의해 미세 담관이 막혀서 담즙이 역류하여 혈중에 빌리루빈 수치가 낮아져서 황달이 오게 되고, 복수가 심하게 차게 되면 복강 내 장기를 압박하여 음식물을 토하게 된다.

간경화에 의한 복수는 알부민을 투여하면 복수를 개선시킬 수 있지만, 간암에 의한 복수는 암성복수로서 알부민을 투여해도 개선되지 않는다. 복수가 심하게 차면 음식물이 역류되고, 호흡이 곤란해지고, 장내에 가스가 발생하므로 어떤 방법을 동원하더라도 일시적으로 복수를 제거해 주어야 한다.

3) 간암 세포에 작용하는 약물

간암 세포에 작용하는 약물로는 호두나무, 다래나무, 모려분, 황기, 금전초, 백편두, 아혈, 천산갑, 용규, 포공영, 채장, 반지련 등이 있는데, 그 중 환자에게 맞는 약물을 선택하여 사용한다. 호두나무, 다래나무, 백편두, 까마중, 반지련, 삼릉, 봉출, 포공영, 패장초, 별갑, 모려분, 선학초, 거위피 등이 효과적이다.

- 황달을 치료하는 약물: 울금, 금전초, 치자, 인진
- 통증을 경감시키는 약물: 연호색, 천산갑, 섬서

4) 커피 관장법

커피 관장은 하루 두 번하는 것이 적당하다. 커피 관장의 목적은 원두커피에 풍부하게 함유되어 있는 칼륨을 섭취하는 데 있다. 칼륨은 산소와 적혈구, 이산화탄소와 적혈구가 결합하는 데 중요한 역할을 하며, 간에 포도당을 저장하는 데 관여한다. 간 기능을 개선하는 생리작용이 있기 때문에 커피를 마시게 되면 숙변을 제거하는 것 이외에 장에서 칼륨을 흡수하여 간으로 통하는 혈관을 통해 간으로 보내므로 간 기능을 개선하고 통증을 경감시키는 효과가 있다.

5) 식이요법(간암 환자를 위한 식이요법의 원칙)

(1) 육식과 생선은 먹지 마라. 멸치 한 마리라도 먹지 마라. 간암은 황달을 동반하기 때문에 육식이나 생선을 복용하면 황달이 심해질 수 있다.

(2) 아주 소식해야 한다. 간암 환자는 많이 먹고 싶어도 많이 먹지 못하는 환자가 대부분이지만 식사에 지장이 없는 간암 환자도 절대로 많이 먹어서는 안 된다.

(3) 소금의 섭취를 최대한으로 줄여야 한다.

(4) 녹즙을 마셔야 한다. 간암 환자의 녹즙 재료는 민들레, 감자,

당근, 신선초, 오이, 배, 사과, 기타 녹황색 채소로 녹즙을 만들고 여기에 선암산 두 수저, 식초 한 수저를 타서 마신다. 간암 환자들은 한 번에 많은 양을 마시지 못하기 때문에 환자가 한 번에 먹을 수 있는 양만 마셔야 한다. 재료 중에서 감자와 민들레가 가장 좋다.

(5) 식사는 연근, 우엉, 표고버섯, 다시마를 다린 물로 죽을 만들어 먹는다. 밥을 먹지 않는 것이 좋다. 죽, 동치미, 구운 감자, 김치, 된장만 먹도록 한다.

제 3 장

간과 혈액과의 관련성

1. 혈액과 간 건강

뇌하수체는 99%, 뇌회백질은 85%, 혈장은 94%, 간과 신장은 70% 정도가 물로 되어 있다. 우리 인체의 60조 개의 세포는 물주머니라고 하여도 과언이 아니다. 물은 영양소를 분해하고 이동하며, 배설하는 작용을 한다. 물이 없이는 100시간도 살 수 없다.

예를 들면 부종이 있는 환자들에게 물을 마시지 말 것을 권하는 사람들이 있다. 부종은 세포 안의 물이 세포 밖으로 쏟아져 나온 부작용이다. 체중비 수분(약 70%)은 60조 개의 세포 안에 약 45%, 세포 밖에 약 25%로 구성되며, 세포내의 수분이 세포 밖의 수분보다 훨씬 많다.

물을 마시지 않거나 탈수로 인하여 수분이 부족하면 뇌와 심장과 각종 장기를 보호하기 위하여 뇌는 항이뇨호르몬을 분비시켜서 신장으로 하여금 수분을 체외로 배출하지 못하도록 막는다. 따라서 세포외의 농도가 배출되지 못한 각종 노폐물로 인하여 증가하게 된다.

한마디로 세포 내는 저농도와 세포 밖은 고농도가 되면 삼투압현상으로 세포내 액이 세포 밖으로 흘러나오게 되면서 부종이 일어나게 되는 것이다. 물을 마시지 않는 상태에서 소금이 많은 짠 음식을 먹거나 또는 산성수, 산성식품을 섭취하면 된다. 더구나 신장 기능에 문제가 있게 되면 부종이 더 심하여진다.

따라서 수분의 섭취량을 계산하여 철저한 저식염식과 저산성식을 하면서 소금이나 산성이 많은 음식섭취를 최대한 줄이면서 물 마시는 양을 늘려야만 부종에서 벗어날 수 있다. 부종은 혈압을 증가시키는 원인이 되기 때문에 이뇨제 등을 투여하여 강제적으로 이뇨를 시켜 부종을 해소하고자 하지만, 가장 이상적인 것은 적절하게 수분을 섭취하여 뇌가 항이뇨호르몬을 과도하게 분비하지 않도록 하는 것이다.

평소에 물을 전혀 마시지 않는 분들이 본격적으로 미네랄워터를 마시게 되면 하루에 10회 이상 소변을 배설하는 엄청난 이뇨현상이 있다는 것을 느끼게 될 것이다. 신장은 하루에 180리터의 피와 물을 통과시키면서 혈액 내 각종 노폐물을 걸러준다. 우리들이 마신 물의 양이 조금이라도 넘치게 되면 바로 배설하는 특성을 가지고 있다. 따라서 음식을 섭취하면 반드시 각종 노폐물이 발생한다. 이 노폐물은 혈액 안에 축적되어 있으며 소변, 대변, 땀, 호흡 등을 통하여 배출된다. 문제는 체내의 수분이 부족하면 절대로 노폐물이 원활하게 밖으로 배출되지 않는다.

노폐물이 있는 혈액을 맑게 하는 가장 이상적인 방법은 혈액의 농도와 비슷한 미네랄워터를 끊임없이 마시는 것이다. 음식 섭취방법에 있어서 섭취하는 음식량을 적절하게 줄이면서 수분이 많은 과일과 야채를 가능한 많이 먹고 미네랄워터를 마시는 것이 이상적이다. 혈액(혈장)의 94%는 물이다. 이 물이 1.2% 정도만 탈수되어도 각종 질병에 노출될 수 있다. 물을 마심으로써 혈액 속에 있는 각종 노폐물이 배출되어 깨끗한 혈액상태가 되기만 하면 적어도 노폐물의 축적(혈당, 콜레스테롤, 중성지방, 요소, 요산, 이산화탄소, 크레아틴, 각종 산성 물질)으로 인한 질병에서 벗어날 수 있다.

1.1 혈액 좋아지는 3가지, 혈액 나빠지는 3가지

1) 하루 1시간씩 운동하라

혈액을 깨끗하게 하는 데 가장 효과적인 것이 운동이다. 혈액은 흐르는 강물과 같아 천천히 흐르거나 한 곳에 정체해 있으면 안 된다. 운동으로 혈액이 온몸을 빠르게 순환하면 혈액 내 나쁜 물질은 걸러지고 좋은 물질은 늘어난다.

10주 동안 일주일에 3번, 1회 1시간씩 재즈 에어로빅(재즈댄스와 에어로빅을 합성한 운동)을 하도록 한 결과 혈당과 혈중 지질을 낮추는 좋은 호르몬(아디포넥틴)은 증가하고, 혈당과 지질을 높이는 나쁜 호르몬(RBP4)은 줄었다. 걷기, 달리기, 에어로빅 등 유산소 운동을 하면 당뇨병, 동맥경화증을 유발하는 혈액 속 물질은 감소하고, 이를 예방하는 물질은 증가한다고 말했다.

혈액을 깨끗이 하려면 근력 운동도 병행해야 한다. 근육은 당 대사에서 큰 역할을 하기 때문이다. 근육이 충분해야 혈액 내 당이 필요한 양보다 많아졌을 때 빨리 소모해 당뇨병 등을 막는다. 순서는 유산소 운동을 먼저 한 다음 근력운동을 하는 것이다. 유산소 운동과 근력 운동의 비율은 7대3 정도가 좋다.

2) 오메가-3 지방산이 든 식품을 충분히 먹어라

혈액의 품질을 높이려면 고지방, 고칼로리 음식을 피해야 하는 것은 기본이지만 현대인들은 이들 음식을 많이 먹을 수밖에 없는 것이 현실이다. 따라서 먹을수록 혈액을 깨끗하게 하는 음식 섭취량을 늘릴 필요가 있다. 바로 오메가-3 지방산이 풍부한 연어나 고등어 같은 생선이다.

오메가-3 지방산을 하루 1 g씩 먹으면 심장질환을 일으키는 혈중 중성지방 수치를 낮춰주는데 효과적인 것으로 알려져 있다. 고등어 한 토막을 먹으면 오메가-3 지방산 1 g을 섭취할 수 있다. 오메가-3 지방산 외에 와인이나 마늘 등에 많이 든 비타민 C나 비타민 E와 같은 항산화제도 혈액을 깨끗하게 만들고 혈류의 흐름을 좋게 한다는 주장도 있다. 다만 항산화제의 혈류 개선효과와 심장병 예방효과에는 더 많은 연구가 필요하다.

3) 고위험군, 저용량 아스피린 한 알씩 먹어라

혈액 순환을 좋게 해준다는 약을 비타민처럼 매일 한 알씩 챙겨 먹는 사람들이 늘고 있다. 진통, 해열제로만 알았던 아스피린이나 고지혈증 환자들만 먹는 줄 알았던 스타틴 계열의 약물을 저용량으로 매일 꾸준히 복용하면 심혈관 질환 예방 효과가 있다는 연구결과들이 나오면서부터다.

세계보건기구와 미국심장협회는 지난해 하루 한 알의 저용량 아스피린이 심장병 예방 효과가 있다고 공식 발표했다. 다만 모든 사람들이 이들 약물을 복용할 필요는 없다. 뇌, 심혈관 질환을 갖고 있거나 이들 질환의 위험성이 높은 사람들에게는 효과가 있으나, 혈액이 깨끗한 사람이 단순히 혈류 개선이나 심혈관 질환 예방을 목적으로 복용하는 것은 출혈, 위장장애 등 부작용만 생길 뿐 별로 얻을 게 없기 때문이다.

은행잎 추출물을 주성분으로 한 혈류 개선제도 혈액 내 혈소판이 뭉치는 것을 막아 혈전 생성을 억제하고, 혈류의 흐름을 좋게 한다고 알려져 있다.

1.2 이것만은 하지 마라(혈액 탁하게 하는)

1) 담배 피우지 마라

담배가 몸에 해롭다는 것을 모르는 사람은 없다. 혈액에도 마찬가지다. 담배를 피우면 혈액의 품질이 바닥으로 떨어진다. 흡연을 하면 기관지에 염증이 생겨 혈액 내 백혈구 수치가 올라가고, 담배연기 속 일산화탄소가 헤모글로빈과 결합해 보상 작용으로 적혈구가 많이 만들어진다. 이렇게 되면 혈액이 끈적끈적해진다.

혈액의 점도가 높아지면 혈전이 잘 생길 뿐만 아니라 혈관을 손

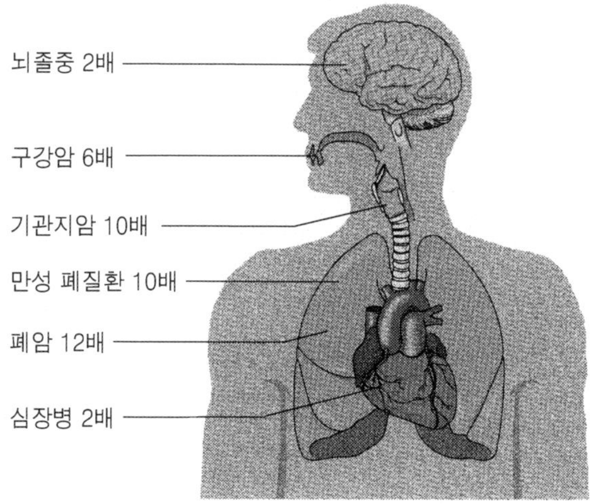

흡연의 위험성

상시키는 염증물질이 많이 분비된다. 이는 동맥경화증, 뇌졸중, 심장마비 등의 원인이 된다. 흡연자는 비흡연자보다 혈중 백혈구 수치가 높다. 문제는 백혈구 수치가 높으면 사망 위험도 그만큼 높아진다. 한 달 정도만 금연해도 백혈구 수치가 정상으로 떨어지는 경우가 많다고 한다.

2) 스트레스 받지 마라

스트레스가 혈액과 무슨 상관이 있느냐는 사람들이 있다. 하지만 이는 잘못된 생각이다. 스트레스에 가장 직접적인 타격을 받는 것이 혈액이다. 스트레스를 받으면 이에 대항하기 위해 혈액 내에서 산화작용이 일어나 오히려 스트레스가 증가한다. 산화 스트레스는 혈액 내 염증물질을 만들어내 심혈관 질환과 당뇨병을 일으킨다. 또 스트레스를 받으면 담배를 피거나 칼로리가 많은 음식을 섭취하는 등 혈액 건강에 좋지 않은 행동을 하게 되어 2차적으로도 문제를 일으킨다.

3) 잇몸병, 위염, 코골이 등 만성염증 방치하지 마라

잇몸병, 만성위염, 코골이 등을 치료하지 않고 오랜 기간 방치하는 것도 혈액의 질을 떨어트린다. 이런 질환이 있을 때 해당 부위에 침입한 세균을 죽이기 위해 생기는 염증반응 물질들이 혈액을 타고 전신으로 돌아다니며 질병을 일으키기 때문이다.

미국 국민건강 및 영양조사(NHANES)를 바탕으로 한 연구 결과에 따르면 치주염이 있는 사람은 심장마비를 일으킬 위험은 2.1배, 뇌졸중에 걸릴 위험은 2.8배 높았다. 만성 수면 무호흡증도 마찬가지다.

1.3 맑은 피, 튼튼한 혈관, 혈액을 맑게 하는 건강식품

1) 어패류

오징어, 낙지, 굴, 게, 모시조개, 참치 등의 어패류에 있는 타우린 성분은 나쁜 콜레스테롤과 혈당 수치를 낮춰 혈액 건강에 큰 도움을 준다. 특히 심근 활동을 조절하는 작용이 있어 부정맥이나 심부전 등의 예방 및 개선에 효과가 있다. 콜레스테롤 걱정 때문에 섭취를 기피하는 사람들이 있는데, 타우린이 있으므로 걱정할 필요 없다. 1~2주일에 한 번 정도 반찬을 해먹도록 한다.

2) 올리브유

올리브유의 불포화지방산은 나쁜 콜레스테롤 수치를 낮춰준다. 또 다른 불포화지방산과 다르게 좋은 콜레스테롤을 낮추는 효과는 없다. 비타민 E, 폴리페놀 성분의 항산화 작용으로 활성산소의 피해로부터 혈액과 혈관을 건강하게 지켜준다. 몸에 좋다고 해도 기름은 기름이므로 너무 많이 섭취하는 것은 바람직하지 않다. 조리용 기름을 올리브유로 대체하는 것으로 충분하다.

3) 은행잎 추출액

은행잎의 플라보노이드와 징코라이드 성분은 항산화 작용을 한다. 징코라이드는 은행잎 특유의 성분으로 치매 예방에 효과적인 것으로 알려져 있다. 이밖에 테포닌 성분은 혈관을 확장시키는 작용을 한다. 또 혈소판의 응고를 억제하고, 혈전이 생기지 않게 한다. 하루 120 ㎖ 정도를 섭취하는 것이 좋다. 또 효과를 보기 위해선 적어도 3개월 정도는 먹어야 한다.

4) 청국장

청국장의 나토키나제 성분은 혈전을 녹이는 작용을 한다. 혈전은 혈액 속에 불필요한 콜레스테롤이나 당이 증가하는 것이 원인이 된다. 나토키나제는 뇌경색이나 심근경색 등 혈관이 혈전으로 막혔을 때 병원에서 사용하는 혈전 용해제와 같은 작용을 한다. 매일 50~100 g 정도 먹는 것이 적당하다. 단 병원에서 혈액 관련 약을 먹고 있는 경우라면 의사와 상담을 통해 양을 결정해야 한다.

5) 현미, 보리

혈액을 맑게 해주는 섬유질이 다량으로 함유되어 있다. 현미에는 백미의 3~4배에 달하는 섬유질이 포함되어 있고, 비타민 E를 비롯한 셀레늄, 페놀, 스테롤 등의 항산화 성분도 많이 포함되어 있다. 또 보리에 있는 비타민 B_2는 산화를 억제하는 효소작용을 돕고, 비타민 B_1은 당질의 대사에 관여하여 혈액을 맑게 하는 데 도움을 준다.

흰쌀밥 대신 현미나 보리를 섞은 잡곡밥을 지어먹도록 한다. 소화에 문제가 없다면 아예 현미밥을 해먹는 것도 좋다.

1.4 혈액의 색소에 따른 간의 이상

1) 건강한 사람의 혈액 색조(色調)

건강한 사람의 혈액 색상은 철이 산화된 것 같은 검붉은 빛으로 보인다. 이것은 마치 잘 익어 마른 대추와 같은 색조를 띤다. 그러나 몸이 쇠약해지면 혈액의 색상이 점점 묽어져 빨강에서 다홍, 주황으로 변하다가 오렌지색 빛을 보이기도 하고 마침내는 고름과 같은 색으로 보일 수도 있다.

이러한 혈액의 색상은 관절이나 심장에서 멀리 떨어진 관말지역의 혈액의 색조를 이야기 하는 것이다. 체질이니 유전자니 하는 모든 것들은 피에 의해 좌우된다. 그러므로 건강은 피부터라는 논리가 성립될 수 있다. 건강지수가 높은 사람들은 한결같이 혈류의 흐름이 왕성하며 건강한 색상의 피를 가지고 있다.

혈액의 색상을 바로 잡는 것이 건강의 지름길이다. 물과 같이 멀건 피를 가진 자는 건강을 찾을 수 없다. 건강한 피는 산소와 양분을 실어 나르는 적정한 적혈구가 유지되어야 한다. 그러나 피 속에 백혈농이 많아지게 되면 상대적으로 적혈구 수치가 낮아 산소와 양

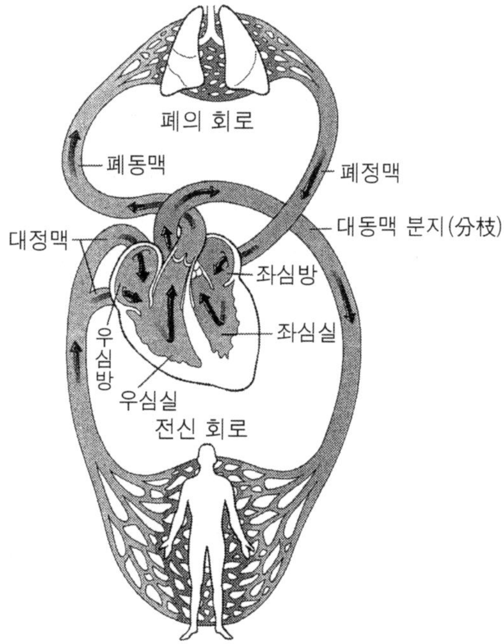

혈류순환

분의 공급이 부족하여 세포나 조직들이 제 기능을 상실하게 되는 것이다.

환경적인 충격으로 인하여 생긴 초기의 백혈구 시체들은 심장에서 멀리 떨어진 부분에 차곡차곡 쌓이다가 시간이 지남에 따라 혈액 속에 녹아들어 혈액 색조의 변화를 가져오게 되는 것이다. 문제는 백혈구 시체가 혈액에 퍼진 만큼 적혈구 수치가 감소되어 산소와 양분의 공급이 문제가 되고, 신진대사의 장애를 가져온다는 사실이다.

또한 백혈구 시체가 몸 전체에 퍼져 있다가 급기야 혈류가 막힌 곳에 정체되면 산소와 양분의 공급을 차단하게 되고, 이러한 막힌 상태가 지속되면 결국 질병이 유발하게 되는 것이다.

따라서 건강한 혈액의 색조를 유지하면 그렇지 못한 사람보다 질병에 걸릴 확률이 낮아지거나 여러 가지 새로운 환경적인 충격이나 바이러스와 같은 침입자를 쉽게 물리칠 수 있으므로 건강한 생활을 할 수가 있다.

2) 혈액의 색조에 의한 수치표

서구의학의 혈액성분을 분석하는 접근방식과는 다른 것임을 밝혀둔다. 그러나 혈액의 색조만 보아도 건강지수를 한눈에 알 수 있다는 것에 주목을 할 수 있을 것이다.

3) 혈액의 색조에 따른 건강지수

(1) 적혈고농

적혈고농은 매우 건강한 사람에게 나올 수 있는 혈액의 색조로 가을철 잘 익은 대추를 말린 상태의 대추 색과 같이 검붉은 색이다.

적혈구의 수치가 정상적인 사람의 혈액 색조로 산소와 양분의 공급이 원활하여 비교적 건강을 자신할 수 있는 사람에 해당된다. 그러나 적혈고농이 찌들어 엉겨 붙는 듯한 혈액은 노쇠화 현상에 의한 것일 수도 있다.

(2) 적혈저농

적혈저농은 일반적으로 건강에 별 이상이 없는 사람에게 나타나는 혈액으로 붉은 색조를 띠지만 적혈구 수치가 조금 낮은 빨강 빛으로 보이는 경우를 말한다. 그러나 손이 따뜻하면서 땀이 많이 나는 온열다한증 증세를 보이는 사람의 혈액 색상이기도 하다.

(3) 혈중기포

혈중기포는 정맥의 혈색이 청색을 띠거나 혈액의 색조가 청색의 기미가 있거나 혈액 속에 공기방울이 혈액과 함께 나오는 사람으로 적혈구에 실려 있던 산소나 이산화탄소가 정맥의 혈류가 막혀 고여 있는 경우를 말한다. 해당되는 부위가 차거나 마비증상이 올 수 있다.

(4) 유혈저농

유혈저농은 혈장의 수치가 높거나 적혈구 수치가 낮아져서 혈액이 다홍색 빛을 띠는 경우로 앞서 설명된 환경적인 충격을 과거에 받은 경험이 있는 사람으로 죽은 백혈구가 몸 전체에 퍼져 있는 경우이다. 이런 사람들은 대부분 손발에 땀이 많이 나거나 손발이 시린 경우도 있고 얼굴에 부종, 기미 등이 생기거나 특정한 부위에 땀이 많이 나기도 하는 다한증 증세를 보이기도 한다.

(5) 무혈저농

무혈저농은 피가 나오지 않다가 심한 지압으로 겨우 주황빛 혈이 조금 비치는 경우이다. 이런 사람들은 혈류가 거의 막혀 있는 상태이므로 장기간 방치하면 해당부분의 장애로 질병이 생긴다. 예를 들면 눈이 침침해지는 사람들은 대부분 금지 손가락 부분에서 이와 같은 현상이 나타난다. 이런 경우에는 금지 손가락 부분을 자주 지압하거나 농백혈류침으로 증세를 호전시킬 수 있다.

(6) 무혈무농

무혈무액은 피가 전혀 나오지 않는 경우이다. 혈류가 완전히 막혀 있으므로 해당 부분에 이미 증세가 나타나고 있으므로 지압이나 혈류침의 혈류를 뚫어 주는 것이 좋다. 간혹 손에 가시나 칼로 베였을 경우에 피가 나오지 않는다면 일단 그 부위에 연결된 신체의 일부가 질병을 앓고 있음을 상기하는 게 좋다.

(7) 무혈수액

무혈수액은 혈액이 솟아날 자리에 콧물과 같은 물이 나오는 것을 뜻한다. 이런 현상은 소아나 어린이에게 흔히 발생하여 간질 증세를 보이거나 의식을 잃기도 한다. 환경적 충격을 받은 지 일주일 이내일 경우나 심각한 상태의 질병을 앓고 있을 시에 손가락에서 물과 같은 수액이 나온다. 오래 될수록 몸 전체에 퍼지거나 뇌의 압력을 높여 뇌 세포가 파괴될 수도 있으므로 빨리 빼낼수록 좋다.

(8) 무혈농액

무혈농액은 피가 나올 자리에 짙은 고름이 나오는 경우를 말한다. 환경적 충격을 받은 지 일주일이 경과되었거나 6개월 사이에 나타나는 현상이다. 병원에서 다양한 검사를 거쳐도 병명이 나오지 않는 원인 모를 병세에 시달리는 경우가 많다. 혈중 고름이 전신으로 번져가는 동안 백혈구와 전투 중이므로 열이 있거나 손발이 시릴 수 있으며, 땀이 많이 나기도 한다.

(9) 농액수액

농액수액은 고름과 함께 나무의 끈적이는 진액과 같은 액상이 섞여 나오거나 일부의 혈액이 혼합되어 나오는 것이다. 이런 경우는 환경적 충격을 받은 지 6개월 이상인 사람이나 건강을 선천적으로 타고난 사람이 환경적 충격을 몇 년 이상 방치한 경우 또는 황달과 같은 증세를 보이는 사람에게 나타나거나 류머티즘 또는 관절염 증세일 경우에도 나타난다. 인간의 모진 목숨을 경험한 사람으로 건강을 포기한 사람들이 이 부류에 속할 수 있다.

(10) 적혈분사

적혈분사는 동맥의 혈류가 부분적으로 막혀 있으므로 손의 혈류 통기 침을 맞으면 피가 분수처럼 솟구쳐 멀리 뻗어가는 것을 말한다. 정맥의 손상을 입은 경우에 압력 높은 동맥피가 모여 있으므로 화살처럼 피가 뻗어 나가는 것이다. 이런 경우는 가끔 손가락의 특정 부위가 피가 통하지 않아 냉한 기운이 있거나 그 부위가 하얗게 변하기도 한다. 현재는 별 치료방법이 없으나 증세에 따라서는 3~4회 정도의 손 마사지나 혈류 통기로 완치한 경험을 가지고 있다.

(11) 흑혈농액

흑혈농액은 정맥의 혈류가 부분적으로 3개월 이상 막혀 있으므로 손의 혈류 통기 따기를 하고, 애써 짜내면 검고 걸죽한 또는 엉겨 붙어 겨우 나오는 피를 말한다. 대부분 나오다 바로 응고되는 경우가 많다. 정맥의 모세혈관이 오랫동안 막혀 있었기 때문에 이미 3개월 이상 피가 통하지 않은 경우이다. 따라서 주변의 세포가 대부분 제 기능을 잃은 경우가 많다.

이런 경우는 가끔 손가락의 특정 부위가 감각이 무디어지고 냉한 기운을 넘어서 통증까지 따를 수 있거나 아예 통증 없이 감각 자체까지 사라진 경우도 있다. 보통 질병이 극에 달한 경우에 이런 유형의 피가 나온다. 소아 간질과 같은 난치병을 앓고 있는 경우에 많이 나타나는 현상이다.

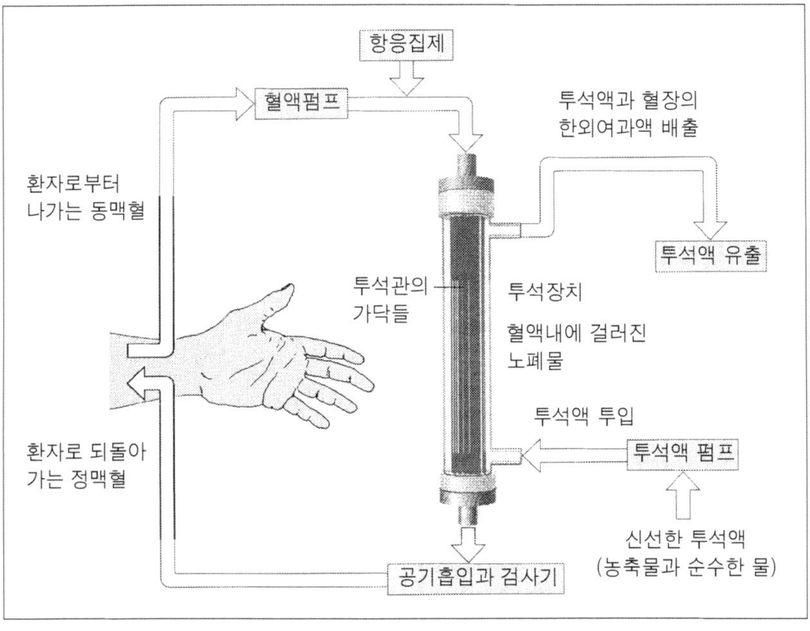

혈액투석

(12) 무혈흑혈

무혈흑혈은 정맥의 혈류가 오랫동안 막혀 있으므로 손의 혈류 따기를 하면 피가 좀처럼 나오지 않다가 힘껏 수차례 짜내면 검고 걸죽한 또는 엉겨 붙어 겨우 나오는 피를 말한다. 대부분 나오다 바로 응고된다. 정맥의 모세혈관이 오랫동안 막혀 있었기 때문에 이미 6개월 이상 피가 통하지 않은 경우이다.

따라서 주변의 세포가 대부분 제 기능을 잃은 경우가 많다. 이런 경우는 가끔 손가락의 특정 부위가 감각이 무디어지고 냉한 기운을 넘어서 통증까지 따를 수 있거나 아예 통증 없이 감각 자체까지 사라진 경우가 많으며 습진, 무좀 등 피부나 손톱 외형이 변하거나 곪아가기도 한다.

보통 질병이 극에 달한 경우에 이런 유형의 피가 나온다. 흔히 습진에서 무좀, 백선, 피부암, 소아 간질과 같은 난치병을 앓고 있는 경우가 많다.

1.5 혈액검사법

1) 측정 의의

혈액의 성분으로 건강 상태를 예측한다. 혈액은 심장의 펌프 작용으로 몸 구석구석에까지 산소나 영양분을 공급하는 동시에 이산화탄소(탄산가스)나 노폐물을 운반하는 작용을 한다. 혈액검사는 전신의 건강 상태를 파악하는데 기본이 되는 중요한 검사이며, 특히 적혈구나 백혈구, 혈소판 등을 조사하는 혈액 일반 검사는 건강진단에 필수적인 검사이다.

2) 혈액의 성분과 작용

(1) 채혈된 혈액을 방치하면 상하 2층으로 분리된다.

상층의 황색을 띤 액체를 혈장(혈청)이라 부르고, 아래층의 적색의 고형층을 혈구(혈병)라고 부른다. 혈장 성분에서 응고 인자의 하나인 섬유소원(피브리노겐)을 제거한 것을 혈청이라고 한다. 혈장에는 알부민이나 글로불린 등의 여러 가지 호르몬, 혈소판 등이 함유되어 있다.

한편 혈구 성분에 적혈구나 백혈구, 헤모글로빈 등이 함유되어 있다. 적혈구는 몸의 곳곳에 산소를 운반하는 작용을 한다. 따라서 이것이 부족하면 산소부족으로 인하여 빈혈이 된다. 그리고 백혈구에는 몸에 해로운 세균이나 이물질을 먹어치우는 작용과 질환에 대한 저항력을 강하게 하는 작용이 있다. 그러므로 백혈구가 부족하면 질환에 걸리기 쉽게 된다. 혈소판에는 출혈을 방지하는 작용이 있어서 이것이 감소되면 출혈이 일어나기 쉽게 된다.

(2) 혈액의 작용

① 지혈작용: 여러 가지 혈액응고 인자를 함유하고 있어 출혈 시 피를 멈추는 작용을 한다.
② 산소, 영양소의 운반
③ 방어작용: 백혈구의 면역반응이나 탐식작용, 혈액 중의 여러 가지 면역물질에 의해 감염 등에 대하여 방어 작용을 한다.
④ 탄산가스, 노폐물의 배설

(3) 혈액 검사의 종류

① 말초혈액 검사: 혈구 성분의 형태나 수를 조사한다(Hb, 적혈

구 수, Ht, 망상적혈구 수, 백혈구 수, 백혈구 백분율, 혈소판 수. 더 상세하게는 골수상의 검사 등이 있다).

② 혈액응고 검사 : 지혈작용을 조사한다(출혈시간, 부분 트롬보플라스틴 시간, 프로트롬빈 시간 등이 있다).

③ 적혈구 침강속도 검사(ESR) : 혈액의 침강속도를 조사한다.

- 검사에 사용하는 혈액은 귀부리의 모세혈관이나 팔꿈치 내측의 정맥에서 채혈한다.
- 응고된 검체나 미세응괴가 있는 검체는 부적당하므로 충분히 혼합한 후 냉장보관 하여야 한다. 가능한 24시간 이내에 검사하는 것이 바람직하다.

(4) 적혈구

적혈구 수, 혈색소(헤모글로빈, Hb)량, 헤마토크릿트(Ht)치로 계산하여 적혈구 하나하나의 크기(평균 적혈구 용적, MCV), 평균 적혈구 혈색소 농도(MCHC), 평균 적혈구 혈색소량(MCH)을 알 수 있다. 이런 수치를 적혈구지수 또는 항수라 하여 빈혈을 감별 진단하는 데 도움이 된다. 예를 들면 같은 빈혈이라도 적혈구가 큰(대구성) 경우는 악성빈혈 등의 거대적아구성 빈혈을 생각할 수 있고, 반대로 적혈구가 작은(소구성) 경우는 철 결핍성 빈혈을 생각할 수 있다.

(5) 혈액의 성분과 작용

① 혈청(혈장) : 혈액량을 일정하게 유지하고, 영양분을 운반하며, 혈액을 응고시킨다.

- 혈구(혈병) : 적혈구, 백혈구, 혈소판이 함유되어 있다.

② 적혈구 : 몸 구석구석에 산소를 운반하고 이산화탄소를 운반

제거한다. 크기는 약 8 m이다.

③ 백혈구: 체내에 침입된 세균 등에 저항하여 질환을 방지한다. 크기는 6~16 m이다.

④ 혈소판: 출혈을 저지하는 작용이 있다. 크기는 약 3 m이다.

1.6 혈액상이란?

체내에 세균이나 이물질이 침입하면 혈중 백혈구는 증가한다. 이 백혈구는 호중구(호중성 백혈구)와 호산구(호산성 백혈구), 호염기구(호염기성 백혈구), 단핵구, 림프구의 5종류로 나뉘어지는데, 이들은 형태가 다를 뿐만 아니라 질환에 따라 증감하는 분획 또한 다르다. 혈액상의 수치는 전체 백혈구 중에 각각의 백혈구가 차지하는 비율을 의미한다.

① 호중구: 40~60%
② 단핵구: 4~10%
③ 호산구: 1~5%
④ 림프구: 20~45%
⑤ 호염기구: 0~1%

1) 호중구(neutrophils)

7~14일 만에 생성되어 순환혈액 내에서는 단지 6시간 동안 존재하며, 식작용(phagocytosis)의 기능을 가진다. 급성 박테리아성 감염이 있을 경우에 현저하게 감소한다.

2) 임파구(lymphcytes)

T세포와 B세포로 나뉘어 진다. T세포는 일차적으로 세포성 면역

반응에 관여한다. 반면 B세포는 항체 형성과 관계된 체액성 면역반응에 관여한다. 임파구의 일차적인 기능은 만성 박테리아성 감염과 급성 바이러스 감염에 대항하는 것이다.

3) 단핵구(monocytes)

호중구와 비슷한 식작용 역할을 하는 세포로서 박테리아와 싸우는 능력이 있다. 그러나 단핵구는 호중구 보다 더 빨리 형성되고, 순환 혈액 내에서 더 장시간 생존한다.

4) 호염기구(basophils)와 호산구(eosinophils)

일반적으로 알러지 반응에 관계하며, 기생충 침입 시 그 수가 증가된다.

1.7 어혈과 혈액건강

21세기 들어 혈액이 건강의 키워드로 새삼 부각되고 있다. 어혈과 혈액 건강학 서적의 범람과 생식, 채식 바람이 그 증거이다. 혈액이 온몸의 신진대사를 주관하므로 어쩌면 당연한 이야기일 수도 있다.

2. 피를 맑게 하는 생활요법

2.1 피가 맑아야 건강하다

피는 생명의 원천이다. 피는 우리 몸속의 구석구석을 누비며 생명을 지탱하는 데 필요한 제반의 일을 담당한다. 우리가 호흡한 산소를 폐에서 각 조직이나 세포에 실어 나르는 것도 위나 장 등 소화관에서 영양분을 갖다 적재적소에 배치시키는 일도 혈액의 역할이다. 또 조직과 세포에서 쓰임이 끝난 산소와 영양분 찌꺼기를 배설하는 기관에 다시 보내는 역할도 혈액이 하는 일이다. 당연히 건강한 피가 잘 흘러야 이 모든 기능이 원활히 이루어진다.

반대로 피가 건강하지 않으면 몸에 탈이 생긴다. 마치 강물이 오염되었을 때와 마찬가지다. 강물이 오염되면 그 강물에 사는 물고기가 정상적으로 생명을 유지하지 못하고 함께 오염된다. 강가의 흙과 나무도 다 병들어 버린다. 건강하지 못한 혈액이 제 역할을 다 충실히 하기란 기대하기 어렵다. 혈액이 탁해지면 강물 속 물고기가 죽어나가듯 혈액을 구성하고 있는 적혈구, 백혈구 등도 손상을 입게 된다. 면역기능을 조절하는 백혈구가 손상되면 면역기능이 저하된다. 산소를 운반하는 적혈구가 손상되면 혈전이 유발된다.

또 산소나 영양소의 공급, 노폐물의 배설 등의 역할도 제대로 이루어지지 않는다. 흔히 우리는 건강하지 못한 피를 '탁한 피'라 한다. 각 세포에 전해주고 남은 영양분, 제대로 배설되지 못한 노폐물 등이 피 속에 그대로 있어 탁한 상태가 되고, 이것이 몸에 안 좋은 영향을 끼친다는 데서 나온 말이다. 반대로 건강한 피는 '좋은 피', 또는 '맑은 피'가 된다.

2.2 맑은 피를 더럽히는 주범은 지방

태어날 때 사람은 누구나 맑고 깨끗한 피를 갖고 있다. 하지만 많은 사람들은 맑고 깨끗한 피를 그대로 유지하지 못한다. 피가 탁해지는 가장 큰 원인은 쓸모없이 넘쳐나는 영양분, 그 중에서도 나쁜 콜레스테롤, 중성지방 등의 지방이 문제다.

식생활이 서구화되면서 대부분의 사람들이 고칼로리식을 한다. 기름에 볶고 튀긴 음식, 고기류 등은 대표적인 고칼로리식이다. 이들 음식을 자주 많이 먹으면서 쓸데없이 혈액을 활보하는 나쁜 콜레스테롤과 중성지방만 늘어나게 된다.

당분의 과잉 섭취도 문제다. 당은 우리 몸속에서 포도당이 되는데, 이 포도당은 유일한 에너지이기 때문에 우리 몸에 꼭 필요한 영양소이다. 하지만 필요 이상으로 섭취하면 혈액 중 당 농도(혈당)가 너무 짙어진다. 혈당이 높은 혈액은 마치 손으로 설탕을 만졌을 때처럼 끈적끈적하다.

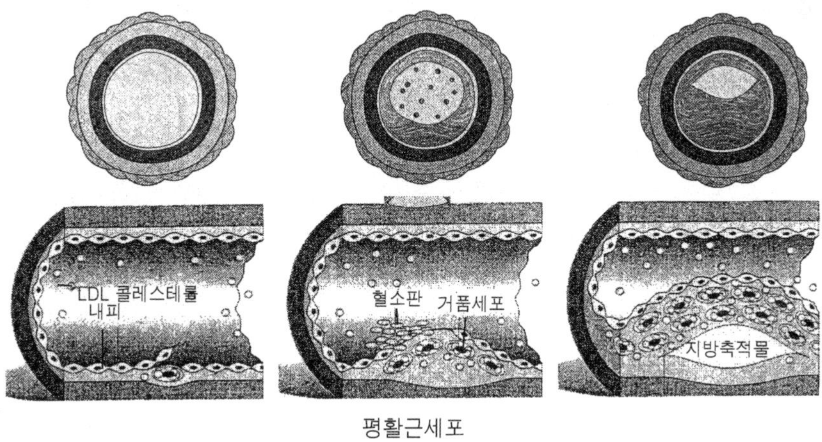

① 동맥경화는 혈관이 상피세포에 고혈압, 고농도 콜레스테롤 등에 의해 상처를 받는다.

② 상처받은 동맥벽에 혈소 혈소판과 대식세포가 모여든다. 대식세포는 콜레스테롤을 식균하여 거품세포를 만든다. 이것이 터지면 지방축적물이 생긴다.

③ 상피세포 아래층의 평활근 세포는 많아지면서 두껍게 되어 결국 혈관벽을 막아 심장병이나 뇌졸중을 일으킨다.

동맥경화성 플라크(plaque) 형성과정

2.3 탁한 피, 방치하면 큰일 난다

피가 탁해진 상태에서 혈관마저 낡게 되면 큰 병이 된다. 탁한 혈액은 혈관에 노폐물을 침전시켜 동맥경화 상태로 만든다. 동맥경화가 진행된 혈관은 울퉁불퉁 파손된 도로와 같다. 가뜩이나 탁한 혈액이 울퉁불퉁한 혈관에서 잘 흐르지 못하는 건 당연한 이치다.

울퉁불퉁한 혈관을 흐르는 탁한 피는 순환이 원활하지 못해 흐름을 멈추거나 한곳에 뭉쳐 혈전을 만든다. 이런 일이 뇌혈관에서 발생했을 때 생기는 병이 뇌경색이다. 또 노년의 복병 치매도 생길 수 있다.

심장에도 무리가 간다. 흔히 관상동맥경화로 알려진 심근경색이 일어날 확률이 높다.

2.4 피가 탁해지면서 나타나는 증상

① 손발이 저리다.
② 항상 피곤하다.
③ 머리가 자주 아프다.

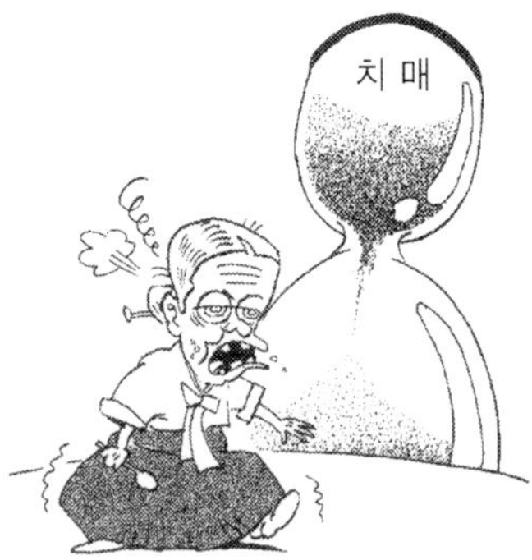

치 매

④ 빈혈은 아닌데, 이상하게 어지럽다.
⑤ 생리통, 생리불순, 기미가 생긴다.
⑥ 몸의 특정한 부위에 고정된 통증이 있다.

2.5 피가 탁해지는 것을 막아주는 생활요법

혈액을 탁하게 하는 주범은 음식이다. 때문에 음식을 먹을 때 조금만 신경을 쓰면 혈액이 탁해지는 것을 막을 수 있다.

1) 과식을 피한다

과식을 한다는 건 몸 속으로 들어오는 탄수화물이나 지방의 양이 많아진다는 것과 마찬가지다. 몸속에 들어온 탄수화물이나 지방은 혈액으로 유입된다. 평소보다 더 많은 그리고 몸이 필요로 하는 양보다 더 많은 탄수화물과 지방은 혈액 속을 떠다니며 혈액을 탁하게 한다.

2) 콜레스테롤, 지방이 많이 함유된 식품 섭취를 줄인다.

혈관에 나쁜 콜레스테롤과 중성지방이 많은 것을 흔히 고지혈증이라 부른다. 고지혈증이라는 이름에서도 알 수 있듯 혈액 속의 지방(기름)이 너무 많다는 의미다. 기름기는 맑아야 할 혈액을 질척이게 한다. 지방이 많아 질척이는 혈액을 방지하는 첫 번째는 콜레스테롤이 함유된 식품 섭취를 줄이는 것이다. 특히 삼겹살, 차돌박이 등 지방을 많이 함유한 고기 부위의 섭취는 반드시 제한해야 한다.

3) 식이섬유 섭취를 늘린다

식이섬유는 장의 지방 흡수를 방해해 바로 배설되도록 도와준다.

때문에 평소 식이섬유가 풍부하게 함유된 식품을 즐겨 먹으면 몸속으로 흡수되는 지방의 양이 적어 혈액을 맑게 유지할 수 있다. 지방이 많은 식품을 섭취할 때는 식이섬유도 함께 섭취해 몸속으로 지방이 축척되는 것을 방지하는 것이 바람직하다.

4) 단 음식과 술은 최소한으로

당분이 많이 들어 있는 식품을 먹으면 우리 몸에 들어가 포도당으로 변하게 된다. 과잉 섭취된 포도당은 혈액을 끈적끈적하게 만든다. 알코올도 마찬가지이다. 알코올 성분은 우리 몸에 있는 단백질 성분을 지방으로 바꾸는 성질이 있다. 이렇게 해서 만들어진 지방은 혈액을 탁하게 하는 주범이다. 그 이유는 혈액 중에 지방이 들어오면 적혈구가 세포막에 붙기 때문이다. 그렇게 되면 적혈구끼리 서로 맞붙게 되면서 적혈구 응집현상이 나타나게 된다. 그 결과 피가 탁해지는 것이다. 그렇다고 모두 나쁜 것은 아니다. 당분은 유일한 뇌 에너지 때문에 필요한 만큼 적당량만 섭취하도록 한다.

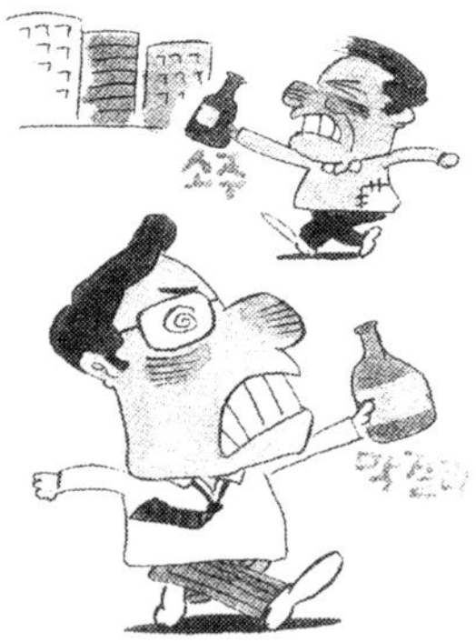

술과 지방간

2.6 혈액을 맑게 하는 건강식품

혈액을 탁하게 만드는 음식이지만 혈액을 맑게 하는 데도 특효가 있다. 혈관 속에 정체되어 있는 나쁜 콜레스테롤과 지방을 줄이고, 혈전이 생기는 것을 방지해 혈액을 맑게 하는 데 음식만한 것이 없다.

1) 간

간에 포함되어 있는 영양소 중에서 철분 다음으로 중요한 것은 비타민 B_2, 동맥경화를 촉진하는 원인으로 과산화지질이 있는데, 비타민 B_2는 과산화지질을 분해하는 작용을 한다. 이로 인해 동맥경화나 세포의 노화가 억제되는 것이다.

더욱이 지질의 대사를 촉진시키기 때문에 다이어트에도 효과가 있으며, 혈액 중 콜레스테롤을 낮추는 데도 도움 된다. 또한 혈액 중 불필요한 포도당을 조절함으로써 혈당치를 낮추는 작용도 한다. 쇠고기나 돼지고기의 간이라면 얇게 저민 것 3～4개만으로 충분하다. 적어도 한 달에 2～4회 정도는 먹어주는 것이 좋다.

2) 레몬, 귤, 오렌지 등의 감귤류

레몬, 귤, 오렌지, 그레이프 후루츠 등 감귤류는 모두 비타민 C, 이노시톨 등이 풍부한 건강식품이다. 비타민 C는 활성산소의 산화를 막아주는 효과가 있다. 이노시톨은 지방이나 콜레스테롤의 대사를 촉진하고, 간장에 지방이 쌓이지 않도록 함과 동시에 동맥경화 예방에 도움을 준다. 하루에 주스 한 컵 정도가 적당하다. 과육을 직접 먹는 경우 그레이프 프루츠 반 개 혹은 오렌지 한 개 정도가 적당하다.

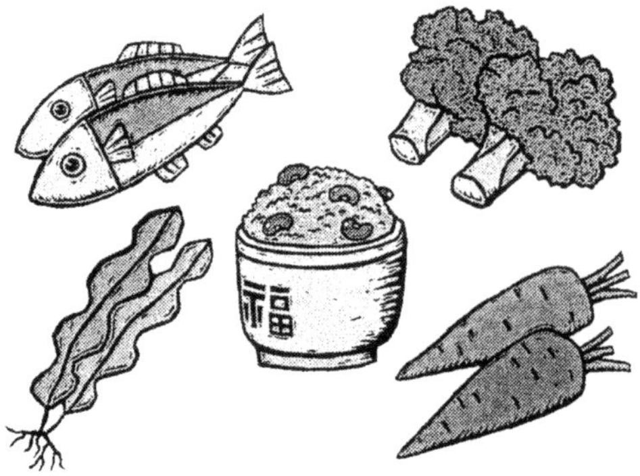

당뇨병 환자를 위한 식사

3) 땅콩, 아몬드, 호두 등의 견과류

땅콩이나 아몬드, 호두 등 견과류에는 황산화 비타민인 비타민 E와 β-카로틴이 들어 있어 활성산소에 의해 세포나 혈관에 침착해 있는 콜레스테롤이 산화되지 않도록 도와준다. 동맥경화 예방에 효과가 있으며, 나쁜 콜레스테롤을 줄여 깨끗한 혈액과 건강하고 탄력 있는 혈관을 만드는 데도 큰 도움을 준다. 지방분이 많기 때문에 한 번에 많이 먹는 것은 안 좋다. 땅콩의 경우 20～30개 정도, 아몬드라면 5～8개 정도가 적당하다.

4) 깨

깨에 포함된 항산화 물질 중 세사미놀과 세사민은 강력한 황산화 작용으로 깨끗한 혈액이나 건강한 혈관을 유지하는 데 도움이 된다. 특히 혈관벽을 두껍게 만드는 원인 물질인 나쁜 콜레스테롤을 줄이는 데 특효가 있다. 열량이 높기 때문에 많이 섭취하는 건 금물이다. 하루에 1큰술 정도의 분량이 적당하다.

5) 녹 차

녹차에 포함되어 있는 카테킨은 항산화 물질의 일종으로 나쁜 콜레스테롤 수치를 낮춰주고, 혈전을 예방하는 데 효과가 있다. 또 녹차의 카페인은 지방을 연소시켜 다이어트를 하는 데도 도움이 된다. 카테킨의 효과를 기대하기 위해서는 하루에 녹차를 10잔정도 마시는 것이 좋다고 한다. 이때 진하게 마시는 것은 금물이며, 녹차에 들어 있는 탄닌 성분을 많이 섭취하면 변비가 생길 위험이 있다.

6) 당근, 토마토, 호박 등의 녹황색 채소

당근, 토마토, 호박, 시금치, 피망 등의 녹황색 채소에는 각종 비타민이 풍부하다. 대표적인 영양 성분은 비타민 C, β-카로틴, 비타민 E 등이다. 이들 성분은 뛰어난 항산화 성분으로 깨끗한 혈액, 탄력 있고 생생한 혈관을 유지하는 데 도움이 된다. 또 피망, 토마토 등에 포함된 피라진 성분은 혈액이 응고되는 것을 억제시킨다. 때문에 혈전이 원인인 뇌경색이나 심근경색 등의 예방에 효과적이다.

깨끗한 혈액을 위해서는 하루 300 g 정도의 녹황색 채소를 섭취하는 것이 좋다. 이때 하나의 채소만 편식하기보다는 녹황색 채소를 모두 골고루 섭취하는 것이 더욱 효과적이다.

7) 대 두

레시틴, 사포닌, 이소플라본 등 대두에 함유된 성분이 혈액을 깨끗이 하는 데 도움이 된다. 레시틴, 사포닌 등이 혈관에 나쁜 콜레스테롤이 쌓이는 것을 막아준다. 사포닌은 불포화지방산의 산화를 방지하는 작용이 있다. 이소플라본은 여성호르몬 에스트로겐과 유사한 작용을 함으로써 혈액 속에 불필요한 중성지방이 혈관에 침착되는 것을 막는다. 된장이나 두부, 두유, 콩가루 등 대두를 함유한 음식은 하루 한 번 이상 먹는 것이 좋다. 자주 된장이나 두부 등으로 반찬을 하고, 하루에 한 잔 정도의 두유를 마시도록 한다.

8) 등푸른 생선

등푸른 생선에 포함되어 있는 EPA와 DHA는 n-3계 지방산으로 나쁜 콜레스테롤과 중성지방 수치를 줄여준다. 또 좋은 콜레스테롤 수치는 높여주고, 혈전을 녹이는 작용도 있다. 이들 작용은 혈액을 깨끗이 하고, 동맥경화 예방에 도움이 된다. EPA나 DHA는 1~2 g 정도로 충분하다. 한 번에 많이 섭취할 필요가 없으므로 부담 갖지 말고 일주일에 서너 번 정도만 섭취하도록 한다.

9) 딸기류

딸기, 블루베리, 로즈베리 등의 딸기류에 들어 있는 색소 성분과 비타민 C 등의 항산작용으로 혈액을 맑게 해준다. 딸기류 중 특히 혈액에 좋은 것은 블루베리와 블록거리이다. 이들에는 폴리페놀의 일종인 안토시안이 다량으로 함유되어 있어 활성산소의 산화를 방지하고 동맥경화를 예방하는 데도 효과적이다.

과일 속 당분은 중성지방을 증가시키는 원인이 되므로 주의해 섭취해야 한다. 딸기의 경우 하루 5~6개 정도면 적당하다.

10) 마 늘

마늘 냄새의 근원인 알리신은 혈소판에 작용해 혈액이 뭉쳐 혈전이 되는 것을 방지해 준다. 또 스콜지닌 성분은 혈관을 확장시켜 혈액순환에 도움을 준다. 이밖에 나쁜 콜레스테롤을 감소시키는 작용이 있어 혈액을 맑게 한다. 갑자기 마늘을 많이 먹게 되면 설사를 할 위험이 있다. 때문에 처음부터 너무 무리하는 건 금물이며, 대신 하루 1～2쪽이라도 장기간 먹도록 한다.

11) 곶감, 풋콩, 황마 등 섬유질 식품

섬유질은 나쁜 콜레스테롤의 배설을 돕고, 지방이 몸속에 흡수되는 것을 막아 혈액을 맑게 한다. 섬유질이 다량 함유된 식품으로는 호밀가루, 곶감, 풋콩, 황마, 우엉, 오트밀, 말린 살구, 깨, 무말랭이 등이 대표적이다. 섬유질의 하루 권장 섭취량은 20～25 g이며, 이를 하루 세 끼 식사로 나누어 섭취하도록 한다.

12) 양 파

양파는 탁한 혈액이나 손상된 혈관을 회복시키는 데 효과적인 야채이다. 양파의 퀘르세틴 성분은 항산화 작용으로 동맥경화를 방지하는 효능이 있다. 또 매운맛을 내는 유화 프로필 성분은 혈액 속의 포도당 대사를 촉진해 혈당치를 낮춰준다.

혈액을 맑게 하기 위해서는 하루 50 g 정도의 양파를 먹어야 한다. 이는 중간 크기 양파의 4분의 1 정도에 해당한다. 이때 유화 프로필 성분은 가열을 하면 파괴되므로 생것으로 섭취하도록 한다.

13) 어패류

오징어, 낙지, 굴, 게, 모시조개, 참치 등의 어패류에 있는 타우린 성분은 나쁜 콜레스테롤과 혈당 수치를 낮춰 혈액 건강에 큰 도움을 준다. 특히 심근 활동을 조절하는 작용이 있어 부정맥이나 심부전 등의 예방 및 개선에 효과가 있다.

콜레스테롤 걱정 때문에 섭취를 기피하는 사람들이 있는데, 타우린이 있으므로 걱정할 필요 없다. 1～2주일에 한 번 정도 반찬을 해먹도록 한다.

14) 올리브유

올리브유의 불포화지방산은 나쁜 콜레스테롤 수치를 낮춰준다. 또 다른 불포화지방산과 다르게 좋은 콜레스테롤을 낮추는 효과는 없다. 비타민 E, 폴리페놀 성분의 항산화 작용으로 활성산소의 피해로부터 혈액과 혈관을 건강하게 지켜준다. 몸에 좋다고 해도 기름은 기름이므로 너무 많이 섭취하는 것은 바람직하지 않다. 조리용 기름을 올리브유로 대체하는 것으로 충분하다.

15) 은행잎 추출액

은행잎의 플라보노이드와 징코라이드 성분은 항산화 작용을 한다. 징코라이드는 은행잎 특유의 성분으로 치매 예방에 효과적인 것으로 알려져 있다. 이밖에 테포닌 성분은 혈관을 확장시키는 작용을 한다. 또 혈소판의 응고를 억제하고, 혈전이 생기지 않게 한다. 하루 120㎖ 정도를 섭취하는 것이 좋다. 또 효과를 보기 위해서는 적어도 3개월 정도는 먹어야 한다.

16) 청국장

청국장의 나토키나제 성분은 혈전을 녹이는 작용을 한다. 혈전은 혈액 속에 불필요한 콜레스테롤이나 당이 증가하는 것이 원인이다. 나토키나제는 뇌경색이나 심근경색 등 혈관이 혈전으로 막혔을 때 병원에서 사용하는 혈전 용해제와 같은 작용을 한다.

청국장은 매일 50～100g 정도 먹는 것이 적당하다. 단 병원에서 혈액 관련 약을 먹고 있는 분이라면 의사와 상담을 통해 양을 결정해야 한다.

17) 현미, 보리

혈액을 맑게 해주는 섬유질이 다량으로 함유되어 있다. 현미에는 백미의 3～4배에 달하는 섬유질이 포함되어 있고, 비타민 E를 비롯한 셀레늄, 페놀, 스테롤 등의 항산화 성분도 많이 포함되어 있다. 또 보리에 있는 비타민 B_2는 산화를 억제하는 효소작용을 돕고, 비타민 B_1은 당질의 대사에 관여, 혈액을 맑게 하는 데 도움을 준다. 흰쌀밥 대신 현미나 보리를 섞은 잡곡밥을 지어 먹도록 한다. 소화에 문제가 없다면 아예 현미밥을 해먹는 것도 좋다.

2.7 혈액을 맑게 하는 건강음식 37가지

(1) 간: 철분의 공급뿐 아니라 콜레스테롤을 낮추는 효과가 있다.
(2) 감귤류: 항산화 작용과 콜레스테롤의 저하작용으로 혈액을 맑게 한다.
(3) 견과류: 항산화 작용과 치매 예방에 도움이 되는 성분이 다량 함유되어 있다.
(4) 깨: 강력한 항산화 작용으로 동맥경화를 방지한다.
(5) 꿀, 설탕: 치매 예방에서 빼놓을 수 없는 뇌의 영양원이다.
(6) 녹 차: 카테킨이 콜레스테롤과 혈압의 상승을 억제한다.
(7) 녹황색 채소: 혈관의 독소를 제거하는 항산화 성분의 보고이다.
(8) 달걀노른자: 좋은 콜레스테롤을 증가시켜 치매를 방지한다.
(9) 대 두: 콜레스테롤, 중성지방을 낮추고 동맥경화를 방지한다.
(10) 등푸른 생선: EPA가 혈전을 예방하고, DHA는 뇌의 활동을 활발하게 함과 동시에 혈압을 낮춰 준다.
(11) 딸기류: 항산화 비타민이 동맥경화를 방지한다.

(12) 마그네슘: 혈당을 낮추고 심장병의 위험을 줄인다.
(13) 마 늘: 마늘의 매운 맛의 근원이 혈관을 강하게 하고 혈액을 맑게 해 준다.
(14) 메 밀: 혈관을 강화시키고 혈압을 낮추며, 탄력 있고 건강한 혈관으로 만든다.
(15) 미네랄워터: 잠자기 전 한 컵의 물은 질척질척한 혈액을 방지한다.
(16) 비타민 B_1, B_2: 당질이나 지질 대사에 반드시 필요하다.
(17) 비타민 C: 체내의 산화를 억제하거나 콜레스테롤을 낮춘다.
(18) 비타민 E: 항산화, 치매 예방에 반드시 필요한 비타민이다.
(19) 섬유질: 콜레스테롤, 혈당을 낮추고 혈액을 맑게 한다.
(20) 아 연: 혈당치를 낮추고, 끈적끈적한 혈액을 개선한다.
(21) 양 파: 혈당과 콜레스테롤을 수치를 낮추는 만능 야채이다.
(22) SOD 물질: 산화를 막고, 혈관과 뇌세포를 보호한다.
(23) 오징어, 낙지, 굴: 혈압을 낮추고 뇌졸중을 예방한다.
(24) 올리브유: 나쁜 콜레스테롤 수치를 낮춘다.
(25) 유제품: 칼슘과 칼륨이 혈압을 낮춘다.
(26) 유채과 채소: 항산화 작용으로 동맥경화를 방지한다.
(27) 육 류: 양질의 단백질이 혈관을 탄력 있게 하고, 건강을 유지시켜 준다.
(28) 은행잎 추출액: 뇌의 혈행을 촉진하고, 치매를 예방한다.
(29) 철 분: 치매를 일으키는 빈혈을 예방하기 위해 반드시 필요한 미네랄이다.
(30) 청국장: 나토키나제가 혈전을 분해한다. 저녁에 섭취하는 것이 가장 좋다.
(31) 칼 륨: 나트륨과의 균형을 유지하며 혈압의 상승을 막는다.

(32) 타우린: 혈압과 콜레스테롤을 낮추고, 뇌졸중의 발생률을 줄인다.
(33) 폴리페놀: 항산화 작용으로 혈액과 혈관을 깨끗하게 한다.
(34) 프로폴리스: 강력한 항산화 작용으로 탄력 있고 건강한 혈관을 만든다.
(35) 해조류: 콜레스테롤, 혈당, 혈압 모두를 낮춘다.
(36) 핵 산: 세포를 만드는 재료, 신진대사를 촉진하고, 노화를 방지한다.
(37) 현미, 잡곡류: 혈당치 상승을 억제하고, 혈액을 맑게 한다.

제 4 장

간과 식사

1. 간장병 완벽 식사

1.1 간장을 위하는 식사 5원칙

1) 양질의 단백질을 듬뿍 섭취한다.

- 지방질이 많은 육류(지방분해 등에 의해 간장부담 가동)
- 단백질원은 살코기와 콩제품, 생선류로 섭취한다.

2) 야채를 많이 섭취한다.

- 간장은 비타민의 저장과 합성의 장소이다.
- 간장 기능 저하는 비타민, 미네랄이 부족하다.
- 보통 사람의 2～3배 양을 야채로 보충한다.

3) 저녁식사 때 반주 등으로 밥은 거의 먹지 않는다.

- 술은 간에 부담(영양분 거의 없다)을 준다.
- 밥의 탄수화물은 간의 에너지원인 글리코겐을 생성한다.

4) 우엉, 연근, 해조류를 많이 먹는다.

- 섬유질이 다량 함유되어 변비를 예방한다.
- 아침식사는 거르지 말고 꼭 먹는다.
- 화장실 가는 습관을 기른다.

5) 굴, 문어, 오징어, 바지락, 새우 등을 많이 먹는다.

- 타우린 풍부(콜레스테롤을 담즙산으로 바꿔 담즙분비 촉진)
- 치료효과는 균형 있는 식품의 분배 섭취가 필요하다.

2. 간장을 위하는 식사 해결

2.1 영양소는 빨강, 파랑, 노랑으로 갖춘다

(1) 간장병의 식이요법으로 간세포 재생에 단백질, 비타민, 미네랄 탄수화물이 필요하다.

(2) 붉은색은 단백질(육류, 어류, 콩류)이 풍부하다.

- 간장 기능 저하, 소화흡수 좋은 지방이 적은 단백질 선택
- 아침 - 계란, 점심 - 생선, 저녁 - 육류

(3) 붉은색, 푸른색은 사발요리, 국물 요리로 보충한다(야채, 근채류, 콩제품, 해조류로 보충).

(4) 비타민과 미네랄은 푸른색 분요리로, 푸른색은 비타민과 미네랄(저장과 합성 능력 저하)이 풍부하다.

(5) 탄수화물은 노란색 주 요리(노란색은 탄수화물)

- 밥, 빵, 면류 : 불꽃과 같은 열량으로 변화하는데, 탄수화물이 부족하면 단백질이 에너지원이 되어 신진대사에서 암모니아

발생(간장에 부담 줌)가 발생한다.

2.2 분량이 빨강, 파랑, 노란색이 1 : 1 : 1이 되도록 섭취

1) 소화가 잘 되는 지방질(붉은색 식품)

- 닭고기 가슴살, 다랑어, 가다랭이, 가자미, 계란, 우유, 두부, 콩, 유부, 뱀장어, 돼지고기(살코기), 치즈, 요구르트, 굴, 청국장 등

2) 면역력을 높이는 비타민 A 함유식품(푸른색 식품)

- 부추, 소송채, 시금치, 무청, 비름, 쑥갓, 청정채, 당근 등

3) 글리코겐 늘리는 비타민 B_1 함유식품

- 완두콩, 아스파라거스, 오크라, 연근, 갓, 시금치 등

간장병인 사람이 성취해야 할 에너지 기준량

증 상	총 열량 (Kcal)	단백질 (g)	탄수화물 (g)	지 방 (g)
급성간염	2,400	120	330	70
만성간염, 간 경련	2,200	100	330	50
간성혼수	2,000	44	350	45

주의 ① 급성간염은 급성기는 안정이 필요, 회복 후 적정 체중 위한 칼로리와 단백질 섭취 필요
② 만성간염은 표준체중 유지 칼로리, 단백질 필요
③ 간성혼수(저단백질 칼로리 충분 섭취, 복수 시 저염식 병행)

4) 간장의 중성지방을 줄이는 비타민 B_2 함유식품

- 무침, 비름, 쑥갓, 시금치, 부추, 대파 등

5) 면역물질을 늘리는 비타민 C 함유식품

- 비름, 무청, 시금치, 갓, 청경채, 부추 등

3. 간암환자 식이요법 변형 법

1) 식욕장애(맛과 냄새의 변화 느낄 때)

(1) 음식이 쓰고, 쇠 맛이 날 때

- 플라스틱, 유리그릇으로 대체한다.
- 무가당 레몬, 사탕, 껌, 민트를 사용한다.
- 통조림 대신 냉동과일, 채소를 사용한다.
- 레몬 껍질, 즙, 열대과일, 식초 등으로 음식을 양념한다.
- 새로운 맛과 양념을 사용한다.
- 나쁜 맛을 완화 위해 민트향 없는 치약을 사용한다.
- 상온, 차가운 온도로 음식을 낸다.
- 포도, 오렌지, 수박 등을 얼려 먹는다.
- 신선한 과일, 셰이크, 아이스크림, 요구르트를 먹는다.

(2) 냄새를 더 잘 맡으려면

- 음료의 뚜껑을 덮고 빨대를 통해 마신다.
- 요리할 필요가 없는 음식을 선택한다.
- 더러운 곳, 먼지 많은 곳, 따뜻한 방은 피한다.

2) 변비가 있을 때

- 매일 같은 시간에 음식을 섭취한다.
- 규칙적인 운동습관을 기른다.
- 복수가 없는 환자는 물을 많이 마시고, 있으면 적게 마신다.
- 가스를 많이 배출하는 음식과 음료는 삼간다.
- 음식 섭취 시 공기의 양을 줄이기 위해 말을 하는 것, 빨대 없이 음료를 마시거나 탄산음료를 자제한다.
- 섬유소가 많거나 많이 씹히는 음식을 섭취한다.

3) 백혈구 감소에 따른 감염예방 음식물 취급 시 (음식물이 박테리아에 노출되지 않게)

- 비눗물로 손 씻기를 한다.
- 도마는 육류, 채소용 따로 쓰고, 비눗물로 잘 소독한다.
- 냉동음식은 5분 안에 녹인 후 재빨리 요리한다.
- 남은 음식은 요리 후 2시간 내, 냉동은 24시간 내 꺼내 먹는다.
- 완전 요리된 음식만 먹는다(날 것은 피함).
- 병에 든 물, 음료만 마신다.
- 생야채, 회, 굴 등은 박테리아 감염이 쉬우므로 익혀서 섭취하도록 한다.

4) 입맛을 잃었을 때

- 식사나 간식은 한두 시간마다 조금씩 한다.
- 식사 중 음료 섭취를 자제한다.
- 좋은 분위기에 즐거운 식사를 한다.
- 활동적 생활 운동을 한다.
- 고칼로리 간식을 항상 섭취한다.

5) 설사로 고생할 때

- 섬유질이 많은 음식을 섭취한다.
- 튀김 등 고지방질 음식은 삼가한다.
- 가스 유발 음식과 탄산음료는 삼가한다.
- 소금이 든 음식과 국물을 섭취한다.
- 찬물과 뜨거운 것은 삼가고, 상온 음료를 사용한다.
- 설사가 멈추면 섬유질이 포함된 음식 먹기 시작한다.
- 음식은 조금씩 자주 먹는다.
- 탄산음료는 마개 연 다음 10분 후에 마신다.
- 칼슘이 많은 주스, 바나나를 섭취한다.
- 무가당 껌, 설탕, 알코올 성분이 있는 음식은 피한다.

6) 구역질과 구토가 일어날 때

- 세 끼 식사 못하면 6～8회로 나누어 조금씩 수액으로 보충한다.
- 잠에서 깨어난 후 몇 시간 간격으로 크래커, 토스트, 마른 음식을 섭취한다.
- 강한 냄새가 없는 것을 먹는다.
- 뜨겁고 매운 음식 대신 냉랭한 음식을 섭취한다.
- 과하게 달거나 튀겨진 음식은 삼가한다.
- 식사 후 한 시간쯤 머리를 세운 채 휴식을 취한다.
- 탈수 방지를 위해 투명한 음료를 섭취한다.
- 부드럽고 소화가 잘 되는 음식을 섭취한다.
- 따뜻한 방이나 음식냄새가 나는 곳에서 식사를 하지 안 한다.
- 입안을 헹궈내고 식사를 한다.
- 신선한 향이 있는 딱딱한 박하사탕을 빨아 먹는다.

7) 치료가 끝난 후의 영양

- 주치의와 간 기능 음식 조절을 상담한다.
- 영양사에 의해 균형 있는 식단을 짠다.
- 다양한 음식을 골고루 섭취한다(신선한 과일, 채소).
- 간성 혼수가 없다면 적당량의 단백질을 섭취하고, 지방질을 줄인다.
- 곡류와 시리얼과 같은 섬유성분을 섭취한다.
- 저지방 우유 유제품을 섭취한다.
- 알코올 섭취를 금한다.
- 비만증 환자는 음식량을 줄이고, 운동량을 늘인다.

제 5 장

간 보호법

1. 일상생활에서 간 예방법

1.1 하루 한 번 반신욕을 하자

평소 하루 한 번 반신욕을 하면 피로를 회복하면서 혈액순환을 촉진하는 효과가 있다. 혈액순환이 촉진되면 혈전이 생기는 것이 방지되어 피를 맑게 유지하는 데 도움이 된다. 반신욕을 하는 요령은 명치까지 물에 잠기게 한 후 20분 정도 행하면 된다. 이때 물의 온도는 38~40℃가 적당하다. 반신욕을 하기 힘들다면 족탕을 하는 것도 괜찮다. 족탕도 반식욕과 마찬가지로 순환이 원활하지 않은 모세혈관을 확장시켜 혈액순환을 촉진시켜 준다. 무릎 아래쪽까지 물에 잠기게 한 후 20분 정도 행하면 된다.

1.2 깊은 잠을 자도록 한다

사람이 잠을 자는 동안에는 백혈구가 왕성한 활동을 하면서 몸안에 있는 혈전 유발 물질이나 곰팡이 종류 균, 세균들을 제거하게 된다. 따라서 잠을 잘 자는 것은 피를 맑게 하는 천연의 치료제이다. 잠을 잘 때는 많은 시간을 자는 것보다 깊은 잠을 자도록 유도하는 것이 중요하다. 깊은 잠을 잘 수 있는 시간대는 밤 1시에서 3시 사이로서 이 시간대에는 반드시 잠을 자는 것이 잠의 효능을 극대화하는 비결이다.

1.3 스트레스를 해소하라

흔히 과도한 스트레스는 만병의 근원이라고 한다. 혈액에서도 마찬가지다. 우리 몸은 스트레스를 받으면 아드레날린이라는 호르몬을 분비한다. 이 호르몬은 혈중의 포도당이나 콜레스테롤, 지방산을 증가시킬 뿐만 아니라 혈관 내벽에 혈소판을 침착시켜 동맥경화가 일어나기 쉽게 하거나 혈전 형성을 촉진하게 된다.

실제로 검사를 해보면 하루 종일 스트레스에 노출되어 있던 이의 혈액은 나쁜 콜레스테롤과 지방산 때문에 하루 종일 탁하다. 때문에 맑은 혈액을 위해서는 스트레스에 대한 대책을 세우는 것도 중요한 문제다. 취미생활을 하거나 운동을 하거나 여행을 떠나는 등 자신만의 스트레스 탈출 대책을 세우도록 한다.

1.4 가벼운 운동을 늘 하자

운동이 건강을 지키는 데 있어 중요한 이유 중 하나는 혈액 정화에 있다는 것이다. 운동을 하게 되면 근육이 수축되거나 확장되면서 자연적으로 체온이 올라가게 된다. 체온이 올라가게 되면 지방과 당류를 비롯한 혈액 내의 잉여물과 노폐물의 연소가 촉진되면서 노폐물이 없어지므로 더러워진 피가 깨끗해지게 된다.

따라서 평소 운동을 꾸준히 하면 피가 깨끗해지고, 그 결과 각종 병도 생기지 않게 된다. 혈액을 맑게 하는 데 도움이 되는 운동은 수영, 달리기, 빨리 걷기, 자전거 타기 등 유산소 운동이다.

1.5 걷기를 생활화 한다

걷기의 효과는 이루 말할 수 없이 많다. 혈압과 혈당치를 낮추고, 심폐기능을 높인다. 또 콜레스테롤을 낮추는 작용도 있다. 운동으로 많이 걸어야 한다고 하면 부담스러울 수 있으니 대신 생활 속에서 자주 걸어준다. 엘리베이터와 에스컬레이터를 타기보다 계단으로 다니고, 택시보다는 대중교통 수단을 이용하면 좋다. 이런 생활 걷기가 익숙해지면 조금씩 그 시간이나 거리를 늘려 나가는 것이 좋다.

1.6 담배는 피우지 않는다

담배는 몸에 나쁘다. 특히 혈액에는 치명적이다. 담배 연기가 내뿜는 일산화탄소는 혈액 속의 헤모글로빈과 산소를 운반할 수 없게 만든다. 일산화탄소는 헤모글로빈과 결합하는 힘이 산소의 250배나 되기 때문이다. 결국 산소가 결합해야 하는 헤모글로빈에 일산화탄소가 자리를 차지하고, 몸 구석구석으로 운반된다. 각 세포들은 산소 대신 일산화탄소를 공급받고, 그 결과 우리 몸의 신진대사에 문제가 생긴다. 산소 대신 일산화탄소로 가득 찬 혈액이 맑을 리 만무하다. 깨끗한 혈액을 위해서 담배는 반드시 끊어야 한다.

1.7 변비를 예방한다

변비는 몸에 여러 가지 이상을 초래한다. 변비가 지속되면 혈압이 오르고, 콜레스테롤의 배출 또한 원활하지 않아 깨끗한 혈액의 적이다. 대부분의 여성들을 고생시키는 변비는 대장의 기능이 쇠퇴해 발생하는 기능성 변비이다. 이는 섬유질이나 장에 좋은 균을 함유하고 있는 식품을 충분히 섭취하고, 수분 보충과 운동을 지속적으로 해주면 개선이 가능하다. 변비 해소에 좋은 식품으로는 해조류, 대두, 녹황색 채소, 요구르트 등이 있는데, 이들은 모두 혈액을 깨끗하게 만들어 주는 데도 효과적이다.

1.8 혈액을 맑게 하는 기공요법

혈액은 기를 쫓아간다는 말이다. 기가 맑으면 혈액 또한 맑아진다. 반대로 기가 탁하면 혈액 또한 탁해질 수밖에 없다. 평소에 시간이 날 때마다 탁기를 배출하고, 맑은 기운을 받아들이는 기공요법을 하는 것은 혈액을 맑게 하는 데 큰 도움이 된다.

호흡법 혈액을 맑게 하는 호흡법은 '호장흡단'이라 하여 '길게 내쉬고 짧게 들이마시는 것'이다. 들이마시는 것보다 내쉬는 것을 길게 하는 것은 탁한 기운을 배출하는 데 중점을 두기 때문이다. 몇 초를 들이마시고, 몇 초를 내뱉는 공식은 없다. 다만 의식적으로 내쉬는 것을 더 길게, 천천히 하면 된다. 혈액을 맑게 하는 기공요법을 행할 때는 물론이고, 평소에도 같은 방법으로 호흡하면 혈액을 맑게 하는 데 도움이 된다.

1) 고개 흔들기 (1)

탁한 기운을 배출하고, 맑은 기운을 받아들이는 데 기본이 되는 동작이다. 손을 비벼주다 보면 뻑뻑하고 부드러운 느낌이 교차하는 것을 느낄 수 있다. 뻑뻑할 때는 탁기가 나갈 때고, 부드러운 느낌이 들 때는 맑은 기운이 들어올 때다.

① 어깨 너비로 편안히 발을 벌리고 선다. 이때 허리가 굽혀지지

않도록 주의해야 한다.
② 손바닥을 편안히 맞붙게 한다.
③ 원을 그리듯이 비벼준다.

2) 고개 흔들기 (2)

몸에 안 좋은 곳이 있다면 그곳을 문질러주면 좋다. 혈액순환이 안 되어 결린다든가 소화가 안 될 때 해당 부위에 도리도리를 해주면 통증이 사라진다. 동작을 할 때는 아픈 부위에 정신을 집중하도록 한다.

① 어깨 너비로 편안히 발을 벌리고 선다.
② 손을 십자로 교차해 겹치게 한다.
③ 아픈 부위를 원을 그리듯 문질러준다. 이때 안쪽으로 원을 그리는 것이 중요하다.

3) 털 기

몸의 탁한 기운을 배출하는 동작으로 혈액순환에도 도움이 되는 동작이다. 먼지를 털어내듯 위에서 아래로 털어주면 된다. 이때 마음속으로 몸의 나쁜 기운을 다 털어버린다는 생각에 집중하는 것이 중요하다.

① 어깨 너비로 편안히 발을 벌리고 선다.
② 손에 힘을 뺀 상태에서 털어준다.
③ 손 털기가 끝난 후에는 팔, 다리 등 몸 구석구석을 털어낸다.

4) 접 지

땅은 기운을 흡수하는 성질이 있다. 피뢰침을 꽂아 땅으로 번개를 흡수시키는 것과 마찬가지 원리이다. 몸 안의 탁하고 나쁜 기운을 땅 속으로 보낸다는 생각에 집중한 상태에서 동작한다.

① 정좌를 하고 앉는다.
② 손등 위에 다른 손을 포개어 십자 모양이 되게 한다.
③ 겹쳐진 손을 바닥에 내려놓는다.
④ 자세가 불편한 이는 식탁이나 책상 등에 손을 얹어도 된다.

5) 의 념

기는 의식을 따라 흐른다. 의념은 의식적으로 기를 순환시키는 동작이다. 맑은 기운을 받아 이를 쭉 내려 탁한 기운을 몰아낸다고 생각하고 동작하도록 한다.

① 서서 할 때는 발을 약간 벌린 상태에서 약간만 무릎을 굽히도록 한다.
② 손은 아주 큰 나무를 껴안은 듯 벌려준다.
③ 정수리(백회)에서 맑은 기운을 받아 발바닥 한가운데(용천)로 쭉 내보낸다고 생각한다.
④ 앉아서 해도 좋다. 이때는 정좌 자세를 취한다.
⑤ 손목이 무릎에 걸치도록 하고 힘을 뺀다.
⑥ 정수리(백회)에서 맑은 기운을 받아 회음부(항문과 성기의 중간)로 쭉 내려 보낸다.

2. 간과 눈이 좋아지는 기체조

체질적으로 간담이 약한 사람은 시력이 약하고 손, 발톱이 쉬 갈라지거나 줄이 서는 경우가 많다. 이럴 때는 간장, 담장을 강화시키고 근육, 고관절, 손, 발, 눈, 목을 좋게 하는 기체조를 해보자. 미용 효과로는 손톱, 발톱이 매끄럽고 윤기가 나며 눈빛이 맑아진다.

2.1 기체조

1) 상체 굽히기

▸ 동 작

양손 깍지 끼고 숨을 들이마시면서 양팔을 최대한 위로 올리고 숨을 내쉬면서 손바닥이 지면에 닿게 한다. 다시 숨을 들이마시면서 양팔을 위로 올리기를 5회 이상 반복한다.

▸ 효 과

척추 마디마디를 풀어주며 다리 뒤쪽 근육의 유연성도 늘린다.

2) 전후좌우 목운동

▸ 동 작

양손을 옆구리에 자연스럽게 갖다 댄 다음 목을 앞뒤로 숙였다

①

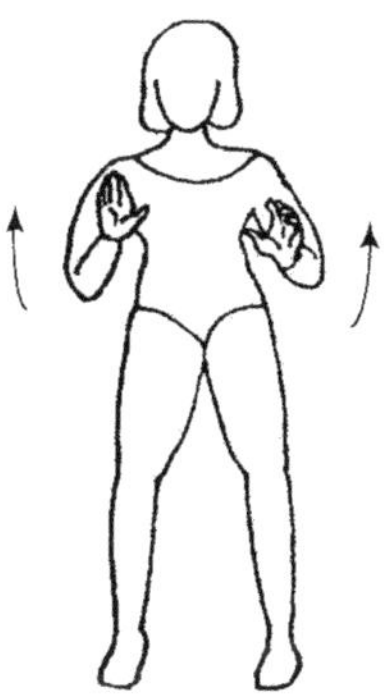

②

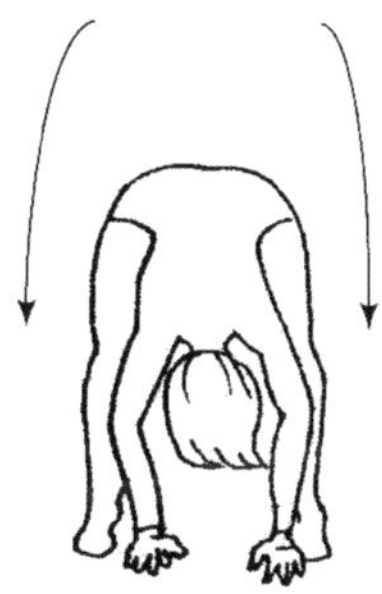

젖히기를 5회 반복한다. 이어서 왼쪽, 오른쪽으로 목 틀기를 5회 반복한다.

▸ 효 과

목 근육의 뿌리를 풀어 주어 목의 피로를 해소하고, 혈압을 낮춘다. 만성두통이나 뇌질환에도 효과적이다.

3) 턱 당겨 좌우로 목운동

▸ 동 작

양손을 옆구리에 자연스럽게 갖다 댄 다음 목을 꺾지 말고 눕히듯이 왼쪽, 오른쪽으로 5회 젖힌다. 이어서 턱을 당긴 후 목을 왼쪽에서 오른쪽, 오른쪽에서 왼쪽으로 5회 왔다 갔다 한다. 이때 눈동자도 같은 방향으로 돌린다.

▸ 효 과

목과 어깨근육, 안구 근육이 동시에 풀린다.

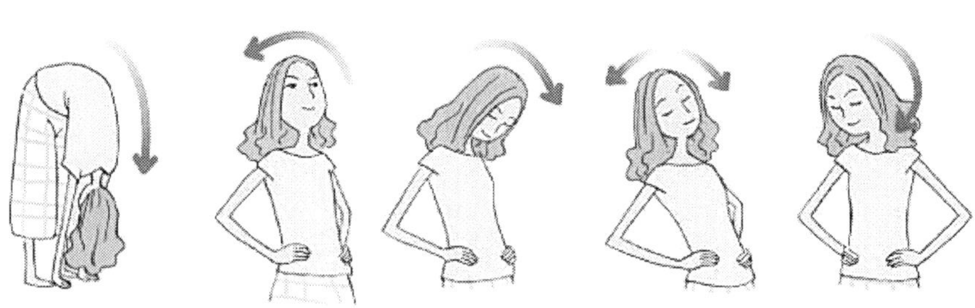

3. 간이 건강하지 못하다는 신호 20가지

(1) 충분히 쉬어도 피곤함을 느낀다.
(2) 어깨나 목이 뻐근하고 이유 없는 근육통에 시달린다.
(3) 모든 일에 의욕이 없다.
(4) 눈이 피로하고 시력이 급격히 떨어졌다.
(5) 배에 가스가 차고, 구역질과 변비증상이 있다.
(6) 술을 자주 마시거나 폭음을 한다.
(7) 소변 색이 누렇고, 냄새가 많이 나며 거품이 인다.
(8) 방귀가 자주 나오며 냄새가 심하다.
(9) 기운이 없고, 권태를 자주 느낀다.
(10) 얼굴에 기미와 실핏줄이 보인다.
(11) 가슴과 등에 작고 붉은 반점이 생긴다.
(12) 두드러기나 피부 가려움이 있다.
(13) 빈혈이 있고, 머리카락이 많이 빠진다.
(14) 감기에 자주 걸린다.
(15) 코, 잇몸, 항문에 피가 날 때가 있다.
(16) 정신이 멍해지고, 기억력과 집중력이 떨어진다.
(17) 매사에 짜증이 나고, 사소한 일에도 신경질이 난다.
(18) 팔다리가 시리거나 저리며, 귀 울림이 있다.
(19) 손 가장자리가 유난히 붉다.
(20) 몸에 부스럼이 잘 난다.

4. 지방간 환자들의 생활 관리법

(1) 한 번 술을 마신 후 3일간은 술을 마시지 않도록 한다.

(2) 음주 후 간이 정상으로 회복되는 데 걸리는 시간은 72시간이 소요된다.
(3) 알코올이 체내에서 해독될 충분한 시간을 주도록 한다.
(4) 약 의존증에서 벗어나도록 한다. 몸에 좋다는 영양제나 비타민제를 과다 복용하면 이 역시 간에 무리를 주게 된다.
(5) 하루에 한 번 이상 야채나 과일로 구성된 식단을 짠다.
(6) 일주일에 4번 이상, 30분씩 유산소 운동을 해준다.
(7) 스트레스를 적절히 해소한다. 이때 스트레스를 술이나 담배로 푸는 경우가 많으나 이는 간을 두 번 죽이는 일이다.
(8) 간세포의 재생을 돕는 생선, 계란, 두부, 우유 등의 단백질 음식을 충분히 섭취해 주도록 한다.

5. 눈을 젊게 유지하는 10계명

(1) 선글라스로 백내장을 예방한다. 특히 자외선이 많은 4~8월, 오전 11시~오후 1시에 운전을 하거나 야외활동을 할 때는 꼭 선글라스를 끼도록 한다.
(2) 설탕 섭취를 삼간다. 설탕은 눈 건강을 유지하는 칼슘을 갉아먹는다. 칼슘이 모자라면 시신경으로부터 비타민을 빼앗겨 눈의 노화가 촉진되며 근시도 생긴다.
(3) 자주 먼 곳을 바라본다. 눈을 감고 쉴 때보다 먼 거리를 바라볼 때 피로회복이 2배 이상 빨라진다는 연구결과가 있다. 먼 곳을 바라보면 안구가 경직되는 것도 막아준다.
(4) 안약 사용을 주의한다. 안약에는 방부제가 들어있어 장기간 사용하면 결막염이 생길 수 있다. 또 스테로이드제가 든 안약을 오래 사용하면 안압(眼壓)이 높아지고, 시신경이 위축 되

고 면역성이 떨어지기도 한다.

(5) 물 대신 결명자차, 감잎차, 산딸기차 등을 마신다. 결명자에는 폴리페놀 화합물이 많아 눈에 지방이 쌓이는 것을 막아주고, 산딸기 차와 감잎차는 비타민 C가 풍부해 눈의 노화를 막아주고, 안구건조 증상을 완화해 준다.

(6) 녹황색 야채를 즐기면 눈이 젊어진다. 비타민 A, B_1, B_2, B_6, B_{12}, 등은 눈에 좋은 영양소로 특히 녹황색 야채에 많다. 매일 5가지 색깔의 녹황색 야채를 골고루 섞어 먹으면 눈 노화 방지에 큰 도움이 된다.

(7) 의식적으로 눈을 자주 깜빡거린다. 눈을 자주 깜빡이면 눈물이 나와 눈을 촉촉하게 만들어 주어 눈의 피로를 덜고 노화 진행을 느리게 한다.

(8) 눈 운동을 시킨다. 귓불 바로 뒤에 있는 뼈의 아랫부분과 목뒤 중앙의 잔 머리카락이 있는 곳(엄지손가락 폭만큼)으로부터 조금 올라간 곳에 각각 중지와 검지를 붙이고 중지로 원을 그리듯이 눌러 문지른다.

(9) 담배를 끊는다. 니코틴은 혈관을 수축시켜 산소공급을 감소시키는데, 이로 인해 백내장, 황반변성, 녹내장 같은 병이 생긴다.

(10) 눈이 침침하다고 무조건 돋보기를 쓰지 말자. 눈의 조절력을 확인하지 않고 돋보기를 쓰면 수정체의 조절작용이 제한되어 노안이 빨리 올 수 있다.

6. 부항요법과 간질환

부항요법은 한의학의 중요한 구성부분 중의 하나로 한의학의 큰 줄기 아래서 임상에 응용되어 왔다. 따라서 그 작용과 기본 이론이 대부분 한의학 이론을 기본으로 하고 있다. 즉 기혈을 조절하고, 경락을 소통하게 하며, 음양을 균형 있게 하고, 오장을 화합하게 하는 것 등이 그것이다. 부항치료의 효과는 대체로 세 가지로 나눈다. 즉 진통효과, 그리고 인체 각 기관의 기능에 대한 조정 작용, 인체의 질병에 대한 방어와 면역을 증강시키는 등의 효과이다. 이것을 조금 더 구체적으로 보면 다음과 같다.

6.1 진통효과

한의학의 풍부한 자료와 오랜 임상치료를 통해 부항에는 훌륭한 진통효과가 있다는 것이 입증되었다. 즉 일반적으로 흔하게 나타나는 두통, 옆구리 통증, 위통, 복통, 요통, 삼차신경통, 좌골신경통, 관절통, 생리통 등에 모두 월등한 진통작용이 있다는 것이 임상을 통해 입증되었다. 임상실험에 따르면 부항은 통증의 한계를 높일 수가 있기 때문에 통증에 대한 내수능력을 증가시켜 통증에 대한 느낌을 약화시키고 둔화시킨다.

(1) 부항 시술 시 혈중에 포함된 5-히드록실아민의 함량이 높아지게 된다. 따라서 함량이 높아진 5-히드록실아민은 중추신경에 자극을 줘 진통에 중요한 작용을 하게 한다.
(2) 부항 시술 시 신상선수질 속의 신상선 호르몬세포의 수량이 증가하게 된다. 따라서 세포체가 커지고 세포질 반응을 깊어지게 함으로써 통증 내수한계를 뚜렷하게 높이게 된다.
(3) 최근 과학자들은 동물에게 부항 시술을 할 때 뇌 속의 일부 물질이 증가하고, 그 물질이 바로 진통효과와 연관이 있는 것임을 발견하였다.

(4) 부항 시술 시 혈액 속의 통증을 유발하는 물질, 즉 칼륨이온과 조직암모니아 등의 농도가 낮아지게 된다.

종합적으로 본다면 부항진통은 부항의 자극 아래 인체 속에서부터 외부, 중추에 이르는 각 단계의 신경과 체액 등의 많은 요소에 영향을 미친다는 것을 알 수 있다. 이에는 통증유발과 항통증이 포함되며, 상대적이면서도 호응을 이루는 두 방면의 복잡한 과정을 포괄하고 있는 것이다.

6.2 기관과 조직의 조정

부항은 인체의 많은 기관과 조직에 대해 뚜렷한 조정 작용이 있다. 이러한 작용범위는 상당히 넓으며, 이상이 있는 인체기능을 정상적으로 빨리 회복시킬 수 있는 능력을 가지고 있기도 하다.

연구보고에 의하면 폐유, 대추, 풍문 등의 혈(穴) 위에 부항 시술을 하면 천식 치료의 경우 치료율이 92.1%가 되었다고 한다. 또한 대추(大椎), 정천(定喘), 천돌(天突), 중부(中府) 등의 혈(穴) 위에 부항 시술을 할 경우 만성 기관지염증에 좋은 효과가 있음이 밝혀지기도 했다.

또 다른 보고에 의하면 천식 또는 기관지염 등에 호흡곤란을 일으키는 원인은 미주신경의 과도한 긴장이 기관지 경련을 일으켜 기관통로의 저항력을 높이기 때문임이 밝혀졌는데, 부항은 미주신경의 긴장도를 낮아지게 하고, 교감신경 흥분성을 높아지게 하여 기관지 경련을 해소하는 동시에 기관지점막의 혈관을 수축시키게 된다. 따라서 기도를 막는 힘을 낮아지게 하여 공기 흐름을 원활하게 만든다.

부항은 급성 만성위염, 위신경통, 위경련, 위하수 위와 십이지장

궤양 등에도 좋은 효과가 있다. 연구에 의하면 내관, 중완, 족삼리 등의 혈(穴) 위에 부항시술을 했을 경우 위통환자 120명의 치료율이 98%나 되는 효과를 거두었다고 한다.

부항은 위장운동의 위액 분비에 대해 뚜렷한 이중적 조정작용을 가지고 있다. 즉 위장운동이 약화되었을 때 부항시술로 위장운동을 강화시킬 수가 있고, 이와 반대로 위장운동이 너무 강할 때는 약화시킬 수 있다. 그리고 위액분비가 과다할 때는 부항시술로 감소시킬 수가 있고, 그 반대의 경우 역시 올바로 돌아올 수 있게 한다. 이것이 바로 부항이 여러 가지의 위장질환을 치료할 수 있는 중요한 이유이기도 한다.

간장과 쓸개 기능에 대해서도 부항은 훌륭한 조정작용을 가지고 있다. 기문(期門), 양릉천(陽陵泉), 족삼리(足三里) 등 혈(穴) 위에 부항시술을 하면 담통증, 급성황달형 바이러스성 간염 등 간장과 쓸개 질병을 치료할 수 있다.

연구에 의하면 이들 혈(穴) 위에서 부항으로 시술하면 담총관에서 규칙적인 수축이 나타나고 움직임이 향상되어 담즙의 흐르몬 양이 뚜렷하게 증가하였다. 그리고 간 기능과 부어오른 것도 개선되었다. 또한 신유(腎兪), 방광유(膀胱兪), 명문(命門), 관원(關元), 중극(中極), 삼음교(三陰交) 등 혈(穴) 위에서 부항을 시술하고 동시에 침술을 합하여 유뇨, 요실금, 배뇨곤란, 신장염 등 질병을 치료하여 상당한 효과를 거두었다.

신경반사 이치를 통하여 부항은 신소구의 여과율에 영향을 미치고 또한 신소구의 모세혈관의 통투성도 조절할 수가 있다. 부항이 방광에 미치는 영향은 주로 방광의 긴장도를 조절하여 방광이 높은 긴장상태에 있으면 그것을 풀어지게 하고, 만일 방광이 느슨하게 풀어진 상태에 있으면 그것을 수축시키도록 하는 것이다. 그러므로 부항은 유뇨증을 치료하면서 요폐증도 치료할 수 있게 된다.

심유(心兪), 궐음유(厥陰兪), 지양(至陽), 내관(內關), 단중 등 혈(穴) 위에 부항을 시술하고 또한 침술도 병행한다면 관상동맥성 심장병, 고혈압 등을 치료할 수 있다. 부항치료를 통해 관상동맥의 혈액순환과 뇌순환을 개선시킬 수가 있어 심장병과 고혈압 등을 치료할 수 있는 것이다. 부항은 혈압의 조정에도 양면적 치료효과를 나타낸다. 연구에 의하면 부항으로 혈압 이상을 치료하면 혈압 수치가 높은 사람은 혈압을 내리고, 혈압이 낮은 사람은 혈압을 올린다는 사실도 발견했다. 혈압에 대한 조정은 교감신경의 흥분 또는 미주신경의 흥분으로 실현하는 것이다.

6.3 혈액 성분의 조정

혈액은 인체 각 기관과 조직의 생리활동을 유지하는 것과 질병의 침입을 방어하는 데 있어 굉장히 중요한 위치를 차지하고 있다. 인체의 각종 내적, 외적인 자극은 혈액성분 변화에 영향을 미친다. 부항은 혈액 성분을 조정하는 작용이 있다. 즉 백혈구, 적혈구, 혈당, 혈중 칼슘 등에 대해서 모두 비교적 두드러진 조정 작용이 있다.

연구에 의하면 부항에 침구치료를 결합하여 철분결핍성 빈혈을 치료했는데, 부항과 침구술을 시행한 뒤 신체 외피의 혈액에 그물모양의 적혈구 수가 급격히 증가했음을 발견했다. 또한 일부 염증환자에게 치료를 진행한 뒤 혈침도 뚜렷하게 정상으로 되었음이 발견되기도 했다.

연구에 의하면 비유, 격유, 족삼리 등 혈(穴) 위에서 부항으로 당뇨병을 치료했을 때 모세혈관의 통투성이 높아졌고, 혈당 수치가 뚜렷하게 내려간 것이 발견되었다. 그리고 혈중 칼슘, 혈중 칼륨, 혈중

나트륨, 혈중의 G.P.T 등 치수에 대해 관찰을 했을 때 부항이 이상의 혈액 성분에 대해 모두 양호한 상호 조절작용이 있었다.

6.4 면역작용

부항도 침구요법과 마찬가지로 체질을 강화하고 질병을 예방한다. 또한 감기를 예방하고 천식을 예방할 수가 있다. 부항은 바이러스로 유발된 감기, 황달을 치료하고 세균에 의해 유발된 이질, 장염을 치료할 수 있다. 그리고 또한 각종 급만성 염증을 치료한다. 즉 급만성 인후염, 맹장염, 위염, 유선염 등에 대한 예방은 모두 인체의 병에 대한 저항능력이 강화됨으로써 실현하게 된다.

부항을 시술할 때 살갗에 충혈, 어혈이 나타나게 된다. 항아리 속의 압력은 국부의 모세혈관 벽을 확장시키고, 일부 세포 단백질을 분해하여 히스타민, 5-히드록신아민 등의 물질을 생성시킨다. 또한 모세혈관을 확장시켜 피부의 영양을 개선하며, 신경의 흥분 또는 억제를 촉진하게 된다. 그리고 말초신경의 감각전달 능력을 증강시켜 근육의 작업능력과 내수력을 높이게 된다. 또 혈액과 임파액 순환을 빠르게 하여 위와 장의 운동을 촉진한다. 소화기능을 개선하며, 근육과 오장육부의 대사산물에 대한 제거와 배설을 가속하고 촉진시킨다.

시술자가 부항 항아리를 떼어낼 때 고속촬영을 통하여 흡착된 피부 표면에 기포가 대량으로 돋아나 있는 것이 발견되었다. 기포는 혈액과 피부조직에서 나온 것으로 조직기관이 신진대사를 진행한 뒤의 부산물이다. 다시 말해 염증 침출물로 병의 유발인자인데, 이는 곧 한의학에서 일컫는 냉기를 흩트리고 습을 제거하며, 열을 맑게 하고, 해독한다는 이론과 일치하는 것이다.

7. 간 고주파 열치료

간 고주파 열치료는 간암과 같은 종양을 수술 없이 치료하는 시술의 일종이다. 고주파를 발생시키는 전기침(바늘)을 초음파나 CT를 이용하여 종양에 삽입한 후 발전기에 연결된 전극으로부터 고부하의 교류 전류를 흐르게 하면 전기침(바늘)에서 고주파가 발생되고, 전기침 주변에 열이 발생되어 종양조직을 괴사시키는 치료방법이다. 간 고주파 열치료는 간 종양을 수술하지 않고 병소 부위만 집중적으로 치료하여 수술로 종양을 절제하는 경우와 비슷한 효과를 볼 수 있는 시술로 수술적 치료가 어려운 간 종양을 안전하고 효과적으로 치료하는 국소치료법이며, 시술 후 후유증이 적고 회복이 매우 빠르며, 간편하게 이루어지는 장점이 있다.

간 고주파 열치료가 가능한 경우는 종양의 크기가 직경 5 cm 까지 시도가 가능하지만, 일반적으로 3 cm 이하의 크기이면서 숫자가 3개 이하인 경우에 효과가 좋다. 크기가 크고 숫자가 많은 경우 초음파(또는 CT)로 전기침을 삽입하기에 곤란한 경우 혹은 환자분의 협조가 되지 않는 경우는 수술이나 간동맥 색전술과 같은 다른 치료를 이용하여야 한다.

1) 치료의 준비

① 시술 8시간 전부터 금식하여야 한다.
② 시술 전 주치의로부터 치료 설명을 듣고 치료에 대한 동의서를 작성한다.
③ 시술을 위해 상의는 환의 하나만 입고 하의는 팬티와 환의만 입는다.
④ 시술 전 정맥주사를 맞고 치료실로 이동하기 전에 소변을 본다.

⑤ 이동 침대에 누워 초음파 치료실로 이동한다.

2) 치료실에서는

① 치료 도중 유의사항에 대한 설명을 듣는다.
② 고주파 열치료를 위한 패드를 허벅지 양쪽에 부착한다.
③ 초음파로 치료할 부위를 확인한 뒤 피부를 소독하고 소독포를 덮는다.
④ 시술 중의 통증을 줄이기 위해 진통제의 정맥주사를 시작한다.
⑤ 시술 부위에 국소마취를 한다.
⑥ 전기침을 초음파로 확인하면서 종양의 중심부에 삽입한다.
⑦ 고주파 열치료를 시행한다.
⑧ 열치료 후 전기침을 제거하고 지혈을 한다.
⑨ 치료 결과를 확인하기 위해 CT 검사를 시행한다.

3) 치료 후의 유의 사항은

① 병실에서 절대 안정 하면서 4시간 동안 누워 있는다.
② 시술 부위의 통증, 출혈, 호흡곤란이 있거나 기타 시술 전과 다른 몸에 이상이 느껴지면 간호사나 주치의에게 알리고 처방을 받는다.
③ 의료진의 지시가 있을 때까지 금식한다.
④ 시술 부위에 물기가 닿지 않도록 적어도 하루는 목욕이나 샤워를 하지 않는다.

4) 간 고주파 열치료 중 통증

시술 도중의 통증을 줄이기 위해 진통제를 투여하지만 사람에 따라 견디기 어려운 통증을 호소하는 경우도 많이 있다. 이런 경우 추가적인 진통제를 투약하면 대부분 조절이 가능하다.

5) 간 고주파 열치료에 따른 위험성

작은 전기침을 이용하기 때문에 위험은 거의 없다. 합병증으로 드물게 감염, 출혈 혹은 타 장기의 천공, 복막염, 기흉, 늑막염, 화상 등이 생길 수 있지만 대부분의 경우 큰 불편이나 문제없이 치료를 받을 수 있다. 개인의 특성에 따라 각자의 위험성이 달라질 수 있으므로 자세한 내용은 담당 주치의나 영상의학과의 시술을 담당할 인터벤션 의사와 상의할 수 있다.

6) 치료 효과의 판정과 추후 관리

간 고주파 열치료의 치료 효과는 시술 후 CT를 이용하여 판정하며, 만약 시술이 불충분한 경우 시술 당일 혹은 다음날 다시 시술하게 된다. 추후 관리는 정기적인 외래 진찰과 CT검사로 재발 여부를 알 수 있으며, 기타 궁금한 사항은 담당 주치의에게 문의한다.

8. 간장병 완벽 식사

1) 간장병의 증상들

(1) 간경변 증상 (간경화)

① 황달(당즙에서 소화액 처리가 되지 않기 때문 간염 A, E형에도 나타남)
② 손바닥 홍반(가슴부위에 거미집 같은 모양의 혈관 모세혈관 확장에 의해)
③ 거미집 혈관증(가슴부위에 거미집 같은 모양의 혈관 모세혈관

확장에 의해)
④ 종아리 근육 경련(칼슘대사 이상)
⑤ 피부색이 검어진다(피부 색소 침착).
⑥ 출혈이 잘 멎지 않는다(피 파괴 내장 비대해짐으로 백혈구 혈소판 파괴).
⑦ 몸이 가려워진다(히스타민 활성화).
⑧ 복수가 찬다(혈액에 단백질 부족으로 침투압 균형이 깨짐).
⑨ 식도 정맥류(간이 굳어져 혈액 문맥으로 흐르기 어려워 역류)

(2) 바이러스성 증상

① A형 간염

해외여행이나 날조개 섭취에 의해 감염되며 고열, 메스꺼움, 복통

바이러스성 간염 주의표

	감염경로	발병하기 쉬운 타입	발병 시기	잠복 기간	만성화	병 증상
A형	생굴 생수 날생선	소아 해외여행자 40세까지	겨울-봄 (생굴 시기)	15～ 50일	없음	발열, 권태감, 복통, 식욕 부진, 황달, 구토, 메스꺼움
B형	체액(혈액, 체액, 타액, 정맥, 질분 비액)	15～40세	한정 없음	50～ 180일	없음	권태감, 식욕부진, 황토, 구토, 메스꺼움
C형	체액(혈액, 체액, 타액, 정액, 질분 비액)	한정 없음	한정 없음	40～ 100일	30～ 70%가 만성화 됨	황달, 권태감, 발열, 식욕부진, 메스꺼움

(1～2개월이면 완치)이 있다. 한번 감염되면 면역력이 생겨 다시는 재발하지 않는다.

② B형 간염(모자간 간염 만성화 추진)

체액을 통해 감염되며, 간세포를 파괴하는 활동기와 반복기를 거치며, 활동기에 피곤함을 느낀다.

③ C형 간염

간세포를 파괴하며, 간경화 되기까지 10년이 걸린다. 간암의 70～80%는 C형 간염이 원인이다.

2) 간 증상의 진행과정

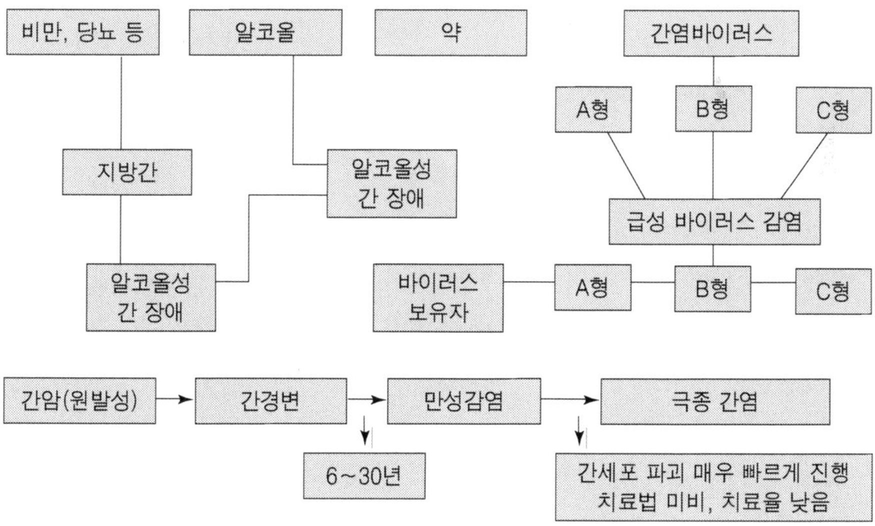

간 질환 진행과정

9. 생물학적 표지자와 분자생물학적 기법

9.1 간암에서 새로운 종양 표지자(유전자) 발굴 모식도

유전자를 발현벡터에 transfection시켜 유전자 구조를 분석 발현 여부나 다른 유전자와의 연관성을 분석한다.

9.2 DNA microarray

특정 암에서 암조직과 정상조직의 다수의 유전자 발현 차이를 동시에 질량적으로 비교 분석할 수 있는 방법이다. 유리판처럼 단단한 경질 체 위에 탐침 DNA(Probe DNA)를 고밀도로 배열시켜 깔아 놓은 후 생체조직으로부터 RNA를 분리한 후 역전사를 시켜 DNA를 합성한 다음 형광물질로 표지화 표적 DNA(target DNA)를 제조한다.

9.3 간 세포암 규약 및 진료 가이드라인

1) 간암 규약

간암 규약집은 간암의 병기 분류, 영상소견 기재법, 수술소견 및 절제 표본소견의 외과적 기재법, 병리소견 기재법, 간 절제술 기재법, 비수술적 치료 후 종양반응의 평가 및 중재적 시술 후 영상 판정 기준을 포함하고 있다.

각 의료기관은 간암의 병기, 치료방법, 잔류 암 유무 및 사망 여부 등의 등록을 시스템화 전국적인 자료가 축적되면 DNA 중심의 효과적인 간암 진료방법을 제시할 수 있다.

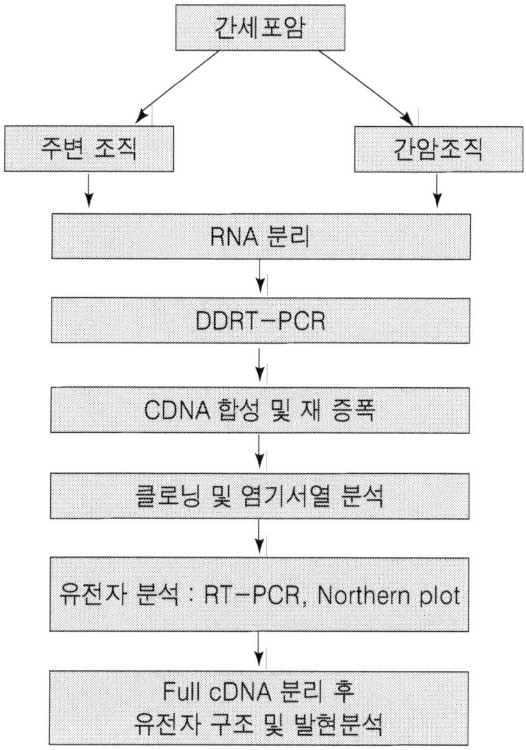

DDRT-PCR을 이용한 새로운 바이오마커의 개발

2) 간암 가이드라인

간암의 진단방법, 즉 B형 및 C형 바이러스성 간염과 간경변 등의 위험인자를 고려하여 혈청 종양 표지자 검사, 초음파 검사, CT, MRI 등의 영상학적 검사 및 병리학적 검사 등에 의한 민감도와 특이도를 이용한 진단 기준을 제시한다.

2003년에 제정하여 의학의 변화에 따라 4～5년 간격으로 규칙적

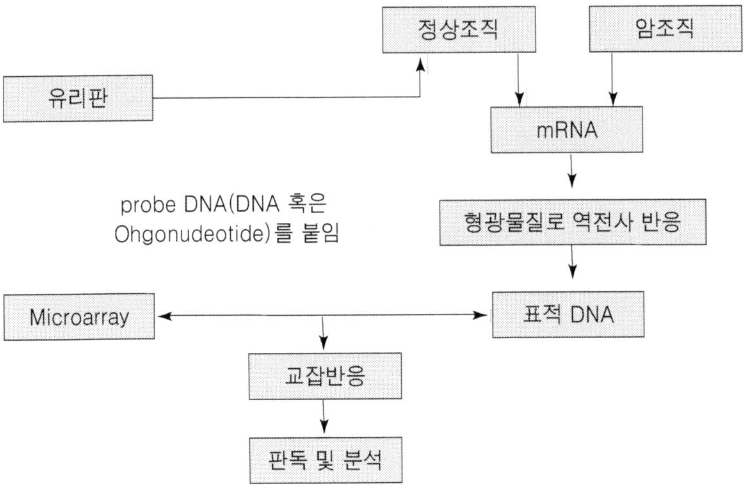

DNA microarray의 원리 및 실험과정

인 개정판을 제정하는 장기적인 계획이 필요할 것이다.

3) 간암의 영상소견 기재

① 기재항목, ② 종양의 개수, ③ 종양의 크기, ④ 진단방법, 개수, 위치, 크기 기재의 예, ⑤ 종양의 모양, ⑥ 조영증강, ⑦ 침습, ⑧ 전이, ⑨ 동반된 간질환 등을 기재한다.

4) 간암의 수술소견 및 절제 표본 소견의 기재

① 종양의 개수, 위치, 크기, 존재범위, ② 종양의 발육양식 및 모양, ③ 침습, ④ 간 내 전이, ⑤ 위성결절, 낭 결절, ⑥ 림프질 전이, ⑦ 복막 파종, ⑧ 수술 절단면 침습 등을 기재한다.

5) 간 절제술 기재원칙 및 기재요령

① 간 절제 범위 분류기준 및 기재법, ② 임파절 절제(곽청, 약어 표기 D), ③ 잔존 간세포암, ④ 간 절제술의 치유도에 대한 판정기준과 기재법 등을 기재한다.

9.4 간암의 병리소견 기재

1) 육안적 병리소견의 기재

① 간암 종괴의 크기, 개수 및 위성결절, ② 종괴 내부구조, ③ 침습, ④ 간 내 전이와 다중심성 발상, ⑤ 수술 절단면, ⑥ 종양의 병리학적 진행 정도를 기재한다.

2) 현미경적 병리소견의 기재

① 간세포암종의 현미경 소견, ② 담관상피암종의 현미경 소견, ③ 혼합간세포(담관상 피암종), ④ 기타 운발성종양 등을 기재한다.

3) 암종 주변 간 조직의 병리학적 소견의 기재

① 만성간염, ② 만성간염의 등급, ③ 간경변증(만성감염 stage), ④ 이형성 결절, ⑤ 담관상피의 이형성, ⑥ 기타 간질환 등을 기재한다.

9.5 종양 반응의 평가 기준

① 기저시점 평가, ② 표적 병변의 종양반응, ③ 비교적 병변의 종양반응, ④ 종합 종양반응, ⑤ 종양반응의 평가시기 및 종양반응의 기간 등을 평가한다.

제 6 장

움직이면 살고, 쉬어도 살고, 무리하면 죽는다

1. 침묵을 지키는 무덩뱅이 간

질병은 착한 사람, 나쁜 사람 가리지 않고 누구에게나 사전 통보 없이 찾아오는 교통사고와 같다. 사람의 인격이나 교양, 그리고 덕망과는 아무런 관련이 없다. 술좌석을 통해 선배에게 이른바 '인성 소양교육'을 시킨 것은 일찍이 허준 선생의 동의보감에 언급되어 있는 것을 응용한 것이다.

동의보감에는 「대노하고 기가 역상하여 내리지 않고 협하에 쌓이면 간이 상하고, 또 대노하여 기가 역상하면 간이 상한다.」고 적혀 있다. 물론 간은 자신의 건강상태가 어느 정도 좋은지 나쁜지를 얼른 알아차리게 해주는 '정직한 장기'는 아니다. 간세포가 절반 이상 파괴되어 거의 회복 불능의 상태가 될 때까지는 그 증상을 드러내지 않기에 '침묵의 장기'라고도 불린다. 어느 병이든 초기에 알아내면 쉽게 고칠 수 있지만 간질환은 조기 발견이 어렵고, 또 치료도 어려운 까닭이 여기에 있다.

옛날에는 공해문제가 없었으므로 간이 상하는 주요 원인을 화를 내어 기가 역상하는 데 두었다. 그러나 스트레스만은 간병의 원인으로 풀이하기도 했다.

2. 자연을 거스르면 간은 성질낸다

오늘날의 간질환은 오염된 음식물, 오염된 공기, 오염된 물, 그리고 스트레스가 주원인이다. 다시 말하면 잘못 먹고, 잘못 마시고, 잘못 숨쉬고, 탐욕의 산물인 과도한 스트레스에 의해 생기는 병으로, 한마디로 자연을 거스르는 짓을 한 결과이다.

인간이란 화날 때 화내고, 슬플 때 슬퍼해야 한다. 로봇처럼 완벽한 것보다는 뜨거운 피가 흐르는 '결함 많은 인간'이 되어야 한다. 그래야만 자신의 결점이나 잘못을 반성하면서 남의 허물을 이해하고 용서해 줄 수 있다.

약간은 모자라고 짜증나고 변덕스러운, 항상 불안정하고 불완전한 것이 사람다운 사람이다. 인간의 원초적인 희로애락은 사람들 사이에서 흙탕물처럼 뒤엉키면서 여과되고 승화되어 자연스러운 인간이 될 수 있다.

3. 스트레스를 참으면 간은 상한다

용기 있는 사람, 지혜 있는 사람이란 자신의 허물을 알고 그것을 솔직하게 인정하는 사람이다. 용기 있는 자는 기분 나쁜 상태에서도 욕설을 하고 싶은 상황에서도 품위와 교양을 잃지 말아야 한다. 욕하고 남을 비방하는 태도는 가장 비겁한 자의 행동일 것이다. 그러나 지렁이도 밟으면 꿈틀거린다는 말이 있듯이 비겁한 자의 행위에 스트레스를 상대가 해소하기 위해 같이 대처해야 되지만 곧 싸움을 일으키는 결과를 초래할 것이다. 마음에 드는 여자가 있어도 십계명을 어기고 그 동안 쌓아 놓은 기득권에 금이 갈까봐 의식적으로 외면하고 언짢은 일을 당해도 의연하게 대처했다. 그러나 이러한 외면과 의연한 태도는 비겁한 자의 스트레스로 쌓이게 되어 오늘날 간병을 일으키는 원인이 될 수 있다.

간경변을 치료하기에 앞서 이와 같은 깡통 로봇의식으로 부터의 탈출이 필요하다. 포장마차에서 소주 몇 잔을 마시며 세상을 욕하거나, 노래방에서 고래고래 노래를 부르는 것은 건강을 지키는 좋은 방법의 하나일 수도 있다.

4. 마음과 몸을 다듬고, 약초로 간을 통치한다

수양법은 매월 초하룻날 새벽에 동향평좌하고, 이를 세 번 마주치면서 동방의 청기를 아홉 번 마시고, 아흔 번 폐기한다. 정좌 하여

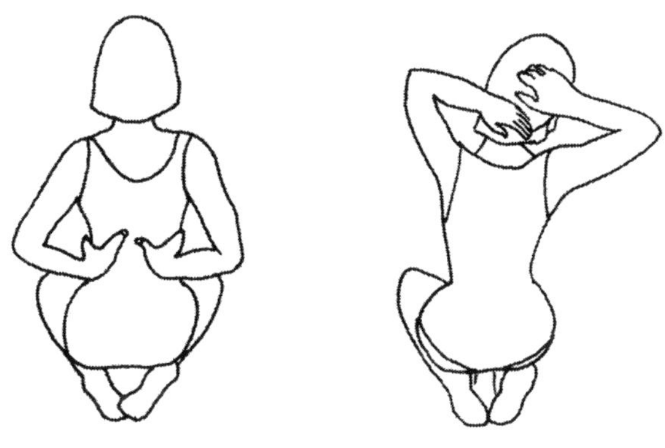

양손으로 계하를 여러 번 안마하고, 서서히 3~5도에 걸쳐 몸을 낮추고 다시 정좌하여 양손을 끌어서 서로 교차하고 반복하면서 가슴에 닿도록 3~5번 시도한다. 이것을 오래 하면 간의 적취와 풍사와 독기가 제거된다.

간의 경락인 간경이 혈허하고, 노화가 있는 증상을 다스리는 데 한방요법으로는 백작약, 천궁, 당귀 각 4 g, 산치자인 목단피 1.6 g, 초용담, 세신, 결명자, 차전자, 제자, 복분자, 청상자, 산조인, 산수유, 사삼, 창이자, 작약, 고삼, 청피, 모과, 소맥, 총백 등과 같은 나물과 약초를 사용하면 간을 다스릴 수 있다.

녹즙을 먹는 사람들이 많은데, 녹즙은 간에 해를 줄 수 있으므로 단방 재료인 자연산을 직접 캐 먹거나 나물국을 끓여 먹는 것이 좋다. 즙을 내어 먹는 것은 자연 상태로 먹는 게 아니다. 식물의 어느 특정 부위만을 빼먹는 행위로 위험할 수가 있다.

신선한 비타민을 섭취한다는 면에서 보면 녹즙을 먹는 것이 안 먹는 것보다 나을 수 있지만, 녹즙처럼 엑기스만 빼서 먹게 되면 그 식품의 성분만을 빼먹는 꼴이 된다. 개나 고동을 잘 섞어 혼합하여 복용한다. 단방 약초를 캐어 날것으로 먹고, 나물로 무쳐 먹거나 뿌리를 삶아서 먹어야만 간에 타격을 주지 않는다.

5. 병 나가라 뚝딱, 중얼거림의 반복

정신적인 치유 능력을 높이기 위해 특별히 고안한 진언이다. 호흡을 할 때 숨을 힘 있게 들이마신 다음 다시 힘 있게 내쉬면서 주문을 중얼거리면 단전호흡의 효과와 같이 마음이 편해진다. 여자들은 말을 많이 할수록 간을 잘 다스릴 수 있다.

병도 살아 있는 생명체이니 나가 달라고 사정을 하고 성의를 보이면 환자의 몸에서 떠난다. 약보다 정신력이 병을 낫게 하는 데 중요한 요소이다. 지성이면 감천이 아니라 감병이다. 결코 죽지 않겠다는 신념을 가지고 "병 나가라 나는 너를 꼭 이긴다"라는 중얼거림과 신념이 중요하다.

6. 움직여야 산다. 무리는 금물

스웨덴 룬드 의대 외과의사 벵마르크 교수는 "침대는 병을 치료할 수 없다. 환자들을 병상에 가둬둔 것이 서양 의학의 가장 큰 실수이다."라고 말했듯이 유산소 호흡 운동이 중요하다.

설악산을 오를 때 대청봉 정상 가까이 갈 때쯤이면 탈진하여 한 발자국도 움직이기 힘든 상황이 생긴다. 이때 초콜릿 한 개를 먹거나 설탕물 한 잔을 마시면 생기가 나서 힘차게 계속해서 산행을 할 수 있다.

움직임이란 설악산 등반인이 먹은 초콜릿, 마라톤 선수에게 준 설탕물 한 잔과 같은 효과가 있다. 인체에는 몸의 효율에 따라 진수성찬이 '007영화에서처럼 살인무기'로 둔갑할 수 있고, 설탕물 한 잔이 '루르드 기적'의 생명수가 될 수도 있다.

침대를 지키면 죽고, 걸으면 산다는 신념을 가져야 된다. 현실적으로 운동을 하지 않은 채 누워만 있으면서 치료를 하는 환자는 식이요법이나 약물요법 등이 모두 독으로 작용한다. 침대에만 누워 있으면 하루 1.5퍼센트의 기력이 떨어져 70일이면 송장이 될 수 있다. 아무리 죽을병에 걸린 사람일지라도 산을 걷기만 한다면 살아날 희망이 있다는 것이다. 움직이면서 몸에 불쏘시개를 불 피우면 언젠가는 모닥불이 되어 병도 태워버릴 수 있다.

몸이 차가운 파충류는 따뜻한 태양열을 받아야 소화기능이 제대로 발휘된다. 태양열을 받지 못하면 소화능력이 떨어져 소화불량으로 목숨을 잃는다. 뱀은 그렇기 때문에 스스로 먹이를 토해 내는 것이다. 실로 자연의 오묘한 이치이다.

조금이라도 움직일 힘이 남아 있다면 근육을 써야 한다. 몸을 꾸준하게 움직여 기운과 육체적 순환을 시켜줘야 한다. 특히 두뇌를 많이 쓰는 직업일수록 육체노동으로 몸을 단련시키는 게 중요하다.

7. 해가 지면 먹지 말자

중환자일수록 이것은 반드시 지켜야 할 철칙이다. 낮에는 인체의 대사 활동이 활발하므로 음식물을 섭취해도 에너지 전환율이 크지만 해가 진 다음에는 식물과 마찬가지로 인체도 휴식에 들어간다. 쉬고 있는 인체를 괴롭혀서는 안 된다.

나는 당뇨나 고혈압, 중풍을 각기 다른 병으로 해석하지 않는다. 이런 병들은 근복적으로 간의 기운이 약한 간기 부족에서 오는 병이다. 간기를 보충하려면 기운 순환 운동과 몸의 효율을 높여주면 된다. 간혹 당뇨를 수치상으로만 체크하다가 간경변 합병증을 일으키게 하는 경우가 종종 있는데, 이것은 병의 근원인 간을 치료하지 않았기 때문이다.

간에 이상이 생기면 이를 일반적인 염증성 질환과 같이 취급하여 해열, 소열 등의 방법으로 치료하는데 잘못된 치료법이다. 이는 오히려 간질환을 더욱 악화시킬 수 있다. 몸의 효율 등 여러 복합 요인이 조화를 이루어야만 열에너지를 인체에 넣을 수 있다. 인체가 기(氣)와 원만하게 조화를 이루면 웬만한 간질환은 쉽게 치료된다.

8. 중증 환자도 유산소 걷기 운동이 기본

중증의 환자는 반드시 산길을 걸어야 한다. 산속을 걸을 때는 누워 있으면 반드시 죽지만, 걸으면 살아날 가능성이 있다는 확고한 신념을 가지고 걸으면 된다. 물을 돈으로 사서 먹었다면 백날을 먹어도 효과가 없을 것이다. 물을 받아먹느라고 험한 산을 하루 종일 돌아다녀서 몸의 효율을 높여 주면 건강을 되찾을 수 있을 것이다.

9. 허리에 어혈이 뭉쳐 심한 통증

요통에는 산돼지 쓸개, 오소리 쓸개, 곰의 쓸개 등을 사용하여 술을 담가 먹으면 통증이 완화된다. 즉 쓸개즙은 혈관의 노폐물을 청소하고, 응혈 부분이 있을 때 담즙이 풀어 주기 때문이다. 인체는 스스로 인체를 조절하는 성질이 있다. 이 성질은 특별히 외부에서

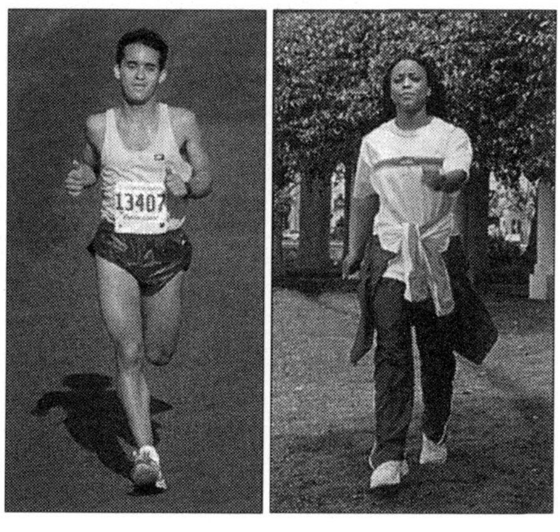

유산소 운동

주어지는 게 아니라 인체 내에서 스스로 자기 조직을 컨트롤할 수 있는 능력이 있어서 생긴다.

이 자기 조절능력은 '자연 치유력', '기(氣) 순환'으로 표현된다. 생명체는 자기 조절능력에 의하여 하반신으로 기운을 보낸다. 일단 하반신으로 기운이 보내지면 물레방아 돌듯이 기운이 순환된다. 겨울에 동상에 걸린 사람들을 치료하는 방법으로 찬물에 동상 부위를 담그게 하는 것도 같은 이치이다.

단지 술을 마시면 아침에 해장을 하는 것은 매우 위험한 행위이다. 그것은 더욱 간의 휴식을 빼앗아 일을 시키고 있기 때문이다. 이러한 방법은 한방에서는 동정요법이라고도 한다.

10. 마음을 다스리는 자만이 병도 다스릴 수 있다

기(氣)는 아름다움이다. 약물이 효율적으로 피부를 뚫고 환부에 도달할 수 있게 하기 위해 사용하는 계면활성제로는 사향이 가장 좋지만 이것은 값이 워낙 비싸고 귀하며, 가짜가 대부분이라 유정란의 노른자를 대신 사용하였다. 꿩 대신 닭이 아니라 사향 대신 달걀인 셈이다.

동의보감 내경편 제1권 신형에 의하면 병을 다스리고자 할 때에는 무엇보다도 먼저 그 마음을 다스려야 하며, 마음을 다스리게 함으로써 진리에 합당하게 되고, 병자로 하여금 마음속의 모든 의심이나 걱정 또는 생각 속의 망상과 일체의 불평을 몽땅 쫓아낼 수 있다. 세상만사란 결국 알고 보면 환각일 따름이며, 사람이 울고 웃고 하는 길흉화복이란 것도 본시 없는 것이니 나고 죽는 것도 모두 다스림에서 비롯됨이다.

집착, 번뇌도 정신적인 기운 순환 장애이다. 이를 벗어나는 길은

강도 높은 육체적인 운동이나 노동을 통하는 길이 제일 쉬운 방법이다. 무거운 짐을 지고 기진맥진하게 산행을 하는 것도 한 방법이 되고, 청소부만큼 힘들게 일하는 것도 한 방법이 될 수 있다.

11. 심한 노동이나 운동을 통하여 집착에서 벗어나자

의식적인 노동은 집착을 버리게 한다. 마지못해 노동을 하는 사람에게 노동을 빼면 시체가 된다. 노동도 생명이 살아가는 한 과정이다. 앉아서 책을 뒤적이고 고민하지 말고 벌떡 일어나 육체적인 고행 길을 나서 볼 것을 권한다.

늙어가는 여자들이 얼굴이나 목에 생기는 주름살 때문에 걱정을 많이 하는데 기운 순환을 원활하게 하면 주름살은 간단히 없어진다. 뼛골이 빠지도록 일을 하면 뼛골이 약해지지 않고 오히려 뼛골이 단단하게 채워진다. 이것이 생명의 신비이다.

텔레비전에서 보았듯이 어느 무용가가 몸을 부축해야만 겨우 몸을 지탱하지만, 춤 공연이 시작되어 춤 속으로 몰입한 뒤에는 우아한 학처럼, 힘찬 독수리처럼 한 시간이 지나도 지칠 줄 모르고 춤을 추었던 것을 우리는 기억한다. 인간은 모든 정성과 한 가지에 몰입하면 무아지경의 무위컨트롤이 가능하다. 이것 또한 생명의 신비이다.

12. 아침식사가 하루 에너지의 불쏘시개다

아침식사를 하면 기초대사율이 3~4% 증가하고, 거르면 그만큼 낮아진다고 한다. 이를 1년 동안 모아 계산해 보면 아침식사를 거르게 될 경우 7 kg 정도의 체중이 더 늘게 된다. 아침식사를 거르면 담석증, 변비, 장암의 발생률도 증가한다. 이유는 쓸개에 담긴 담즙이 쏟아져 나와야 하는데, 식사를 거를 때마다 담즙이 그대로 남아 있기 때문이다. 아침식사를 할 때 가벼운 야채나 섬유질을 섭취하면 변의 양이 많아지고, 장의 움직임이 활발해진다. 그리하여 장에 쌓인 발암물질도 씻겨 나가게 된다.

비만은 고혈압과 심장병의 원인이 되기도 한다. 살찐 몸에 대한 스트레스로 심한 두통을 수반하기도 한다. 지방간이 생기면 혈관에 노폐물이 끼고, 간 기능이 약해진다. 이때는 간질환 치료 음식으로 밀과 흰 파가 있다. 그리고 간이 극도로 허약해진 영양실조 상태에서는 오소리 쓸개 외에 산돼지 쓸개, 소 쓸개, 개 쓸개, 잉어 쓸개 등도 같은 약효가 있다.

13. 피로의 누적은 간을 혹사시키는 것(눈의 이상)

피로가 누적되면 간이 나빠지고, 간염 증상이 생기면서 눈이 안보일 때가 있다. 또 간이 나쁜 환자들은 눈이 침침하고 먼지가 들어간 것 같아 눈을 자주 비비는데, 이런 현상이 악화되면 실명되는 수가 있다.

자연 속에서 땀 흘리며 심한 일을 많이 하는 사람들은 간의 해독 능력이 커진다. 그들은 간병이 악화되더라도 실명 정도에 그치지만, 도시의 간병 환자는 실명이 되기 전에 간병으로 죽는다.

우리는 심한 충격을 받을 때 '눈앞이 캄캄해진다'라는 표현을 자주 한다. 실제로 충격에 의해 간이 손상을 입어 눈이 잘 보이지 않는 상태가 있다. 충격이 간에 영향을 주어 시력 장애를 일으키는 것이다. 간이 약해지면 기(氣)의 공급 능력이 약화되어 피로해지며 간의 창구, 즉 기(氣)의 창구인 눈에 제일 먼저 반응이 온다.

14. 일은 간을 튼튼하게 한다

뼈가 빠지게 일한 사람들은 뼛속에 에너지가 축적되어 간이 이 뼛속 에너지의 도움을 받는다. 소위 저력이 있다는 말이 된다. 간병 환자의 대부분이 근육 일을 많이 하는 노동자나 농민보다는 도시의 정신노동자에 집중되어 있음이 이를 반증한다.

단순히 휴식이나 요양을 한다고 하여 간병이 고쳐지지 않는 것은 당연하다. 적절한 근육 운동이 간병을 치료하는 기본 요법이다. 뼛속에 에너지가 축적되어 있다는 것은 다른 말로 하면 단전에 진기가 모여 있다는 말이 된다.

15. 간 환자의 속성

환자는 계속 아프려고 하는 관성이 작용한다. 이러한 '환자 관성'을 '건강 관성'으로 바꾸는 데 걸리는 시간은 최소한 100일 이상이 소요된다. 인체를 구성하는 세포의 숫자는 대략 60조 개이다. 이 엄청난 수의 세포 속에 입력되어 있는 기본 정보를 새로운 정보로 바꾸어 입력시키기 위해 100일이 필요하다는 것이다. 간경변의 특효약은 뱀, 개구리, 개고기라고 말한다. 몸의 효율이 좋으면 고단백질은 약이 되고, 몸의 효율이 떨어지면 똑같은 고단백질이라도 독이 된다. 말하자면 개구리, 뱀, 개고기가 간경변 환자의 치료제가 될 수 있는지 아닌지는 각 개인의 정신력과 몸의 효율에 달려 있다. 간경변 치료는 그의 투철한 정신력과 운동, 그리고 그 동물들을 소화해 낼 수 있는 몸의 효율이 복합적으로 조화를 이뤄야 되는 것이다.

16. 관절염에는 견지낚시

무릎 관절염은 기운 순환 부족으로 무릎 부위까지 기운이 전달되지 않는 것을 말한다. 이럴 때 견지낚시를 반년쯤 계속하면 완치된다. 허리까지 찬물에 담그고 있으면 몸 아래 부분의 온도가 내려가게 되므로 우리 몸의 방어체계가 위쪽의 기운을 아래쪽으로 몰아준다. 체내의 많은 기운이 무릎 부위로 몰리면서 강제로 기운 순환이 되어 자연스럽게 관절염이 낫는 것이다.

17. 옻닭과 간

옻닭은 그 독의 성분을 해독해서 몸의 약으로 쓰는데, 간이 나쁜 상태에서 옻닭을 먹으면 죽게 된다. 몸의 상태에 따라 약이 될 수도 있고, 독이 될 수도 있다는 좋은 예이다.

십전대보탕은 소음 체질의 사람이 먹으면 설사한다. 십전대보탕은 인삼, 백출, 백봉령, 감초, 숙지탕, 백작약, 천궁, 당귀, 황기, 육계 등 열 가지 약재를 각기 4 g씩 넣어 만든 것이다. 소화력이 약하고 기운이 없는 소음 체질은 사물탕 재료인 숙지황, 백작약, 천궁, 당귀를 소화시키지 못하여 설사를 하게 된다. 한약을 먹어 설사하거나 살이 찌게 되면 그것은 한약의 부작용이다.

18. 종기와 간

종기는 간에 문제가 있어서 생긴 것으로, 현대 의학으로는 해결되지 않는다. 좋은 물, 깨끗한 공기, 적절한 근육운동, 안정된 마음이 서로 어울려 간이 좋아지니 얼굴 종기는 자동적으로 없어진 것이다.

콤플렉스에서 벗어나 삶의 본질이 무엇인가를 처음으로 생각할 여유와 시간을 갖게 되었다는 점이다. 그리고 행복의 참된 모습을 발견한 것이다. 그는 지금까지 다른 사람의 평가에 의존하여 살아온 자신의 삶이 '참다운 삶'이 아닌 것을 비로소 깨달은 것이다.

19. 위장병의 처방

위장병의 대표적인 처방으로 평위산이 있다. 이 처방은 창출진피, 후박, 감초로 구성되어 있다. 창출은 삽주의 뿌리이고, 진피는 귤껍질, 후박은 후박나무 껍질이다.

평위산의 '평'이란 글자는 막혔던 숨이 터진 것처럼 마음이 환하고 평정하다는 뜻이다. 따라서 평위산은 위를 조화시켜 기(氣)를 평하게 하는 것이 목적이다. 이 약을 먹고 위가 조화를 이루어 기(氣)가 평해진다면 약 먹는 것을 그쳐야 한다.

아래에 있는 음, 즉 수가 위로 올라가고, 위에 있는 양, 즉 화가 아래로 내려가는 순환이 매끄럽게 진행되는 것을 음과 양이 조화된 상태, 기운 순환이 원활한 상태, 건강한 상태로 본다. 음양 조화, 즉 수승화강이 원만하지 못하여 가운데서 막히게 되면 중초에 이상이 생겨 위장병이 생긴다. 위암으로 죽고 싶으면 냉면, 아이스크림을 열심히 먹고 배꼽티를 입으면 된다.

20. 칡꽃과 술(간)

동의보감에 의하면, 만배불취단은 칡뿌리가 주요 재료인 처방이다. 이 약을 한 번 먹으면 1~2년간 술을 마셔도 취하지 않는다고 하니 주당들에게 권할 만한 처방이다.

갈화해성탕은 갈화, 즉 칡꽃 등으로 구성된 처방인데, 동의보감에는 「술을 많이 마셔 술병이 난 사람을 고칠 수는 있지만 부득이해서 쓰는 것이지 길게 믿을 수는 없다. 술을 끊지 않으면 천년을 던다.」라고 적혀 있다. 칡꽃을 실험해보면 술 속에 있는 아세트알데히드가 18% 감소한다.

칡꽃의 해독 능력은 대단하다고 하겠다. 술을 마시면 알코올이 분해되어 물과 이산화탄소로 바로 만들어지는 것이 아니다. 중간 단계로 아세트알데히드라는 물질이 만들어져 체내에 쌓인다. 술을 알맞게 마시면 간에서 즉시 아세트알데히드를 해독하여 물과 이산화탄소로 분해하지만, 많이 마시면 간의 해독 능력이 떨어져 아세트알데히드가 체내에 쌓이게 된다. 그리하여 간이 손상을 입고 머리가 아프게 된다. 술을 많이 마시면 뇌 세포가 파괴되는데, 그 주범이 아세트알데히드이다.

알코올은 발산되면서 우리 몸속에 있는 기(氣)를 빼앗아간다. 술을 마시면 고혈압 환자는 혈압이 더 높아지고, 저혈압 환자는 혈압이 더 낮아지는 것이다. 사람들이 술을 마시는 가장 큰 이유는 인간의 원초적 공포심 때문이다. 전 세계 헤비급 챔피언이던 무하마드 알리가 링에 오르기 전에 시끄럽게 떠벌리는 것도 미지의 상대에 대한 공포심 때문이었다고 본인이 고백했다. 알리 같은 세계적인 싸움꾼도 본능적인 공포심은 어쩔 수 없는 것이다. 그가 공포심에서 벗어나기 위해 시합 전에는 "나비같이 날아서 벌처럼 쏜다."고 횡설수설 해댔건만 사람들은 이를 가리켜 "여유 있게 시적인 표현을 쓴다"고 칭찬한 것이다.

사람이 술에 취하려고 하는 욕구는 어느 동물이든 다 가지고 있는 원초적 공포심에 기인한다. 얌전하던 사람이 술에 취하면 큰 소리를 치고, 허풍을 떨고 겁이 없어지는 것도 이 때문이다. 음주는 원초적인 공포심을 없애기 위한 순간적인 도피 행각이다.

21. 아침은 푸짐, 낮은 보통, 저녁은 거지같이

아침에는 푸짐하게 음식물을 섭취해도 인체의 대사 활동이 왕성하여 섭취한 음식물을 기운 순환에 필요한 운동 에너지로 전환시킨다. 그러나 해가 진 저녁에는 다르다. 아무것도 먹지 말아야만 휴식을 취하고 있는 오장육부를 도와주게 된다. 심지어 술을 마시며 고단백 음식을 많이 먹으면 간에 좋다고 하여 일부러 과식하는 미련함도 부린다.

밤에 과음, 과식으로 몸속에 들어간 다량의 음식물은 에너지로 전환되지 못하고 체내에 그대로 축적되어 독소를 방출하여 총부리를 간에게 겨눈다. 이때 간은 독소를 미처 해독하지 못하고 기운이 모자라 허덕이게 된다.

22. 간의 이상 신호

짜증이 잘 나고, 쉽게 피로해진다. 잠을 아무리 많이 자도 몸이 무겁고, 일에 흥미가 없다. 사는 것이 재미가 없고, 바라볼 희망이 보이지 않는다. 만사가 귀찮고, 두통이 자주 있다. 밥맛이 없고, 성욕이 떨어진다. 피곤해서 잠을 자고 싶은데 쉽게 잘 수 없고, 그냥 우울하다는 증상은 간에 대한 간접적 신호로 생각하면 된다. 간의 수치가 정상이건 아니건 간에 이런 증상이 지속되고 있다면 기운 순환 장애가 심해져 간에 이상이 있다는 증거이다.

흔히 간은 '음중지음의 장기', '침묵의 장기'라 부른다. 남보다 힘이 세고, 술을 많이 마시고, 밥을 많이 먹는다고 건강한 게 아니다.

음과 양이 조화된 상태, 짜증과 번뇌와 집착이 없는 상태, 세상이 긍정적으로 아름답고 기분 좋게 보이는 상태, 이것이 우리가 추구하는 간 건강의 지름길이다.

23. 간질환 환자에게 좋은 자연산 산약초들

(1) 초용담: 용담과에 속한 다년생 풀로서 간장의 기(氣)를 돕는다. 잎과 줄기는 봄에서 여름까지 나물로 쓴다.
(2) 세 신: 쥐방울과에 속한 다년생 풀로서 간담을 돕는다. 많이 먹으면 죽는 수가 있다. 1회 적정량은 잎은 4 g, 뿌리는 1 g이다.
(3) 결명자: 간열을 없애며, 간기를 돕고 또 간의 독열을 다스린다. 어린잎과 줄기는 나물로 쓴다.
(4) 차전자: 질경이로서 잎은 나물이나 국을 끓여 먹는다.
(5) 제 자: 냉이이며, 간옹을 주치하고 눈을 밝게 한다.
(6) 복분자: 나무딸기로서 보간하고 눈을 밝게 한다.
(7) 청상자: 맨드라미씨이며, 진간하고 간장열을 없앤다.
(8) 산조인: 멧대추씨로서 간기를 돕는다.
(9) 산수유: 온간한다.
(10) 사 삼: 더덕으로서 간기를 기른다.
(11) 창이자: 국화과에 속하는 일년생 풀인 도꼬마리의 열매로서 간열을 없애고, 눈을 맑게 한다.
(12) 작 약: 함박꽃 뿌리로서 강원도에서 나오는 작약을 '강작약'이라 하여 최상품으로 친다. 보간 완중하니 간을 손상한 자는 중을 완하는 것, 즉 완중이다.
(13) 고 삼: 쓴너삼뿌리로서 간담기를 길러준다.

(14) 청 피: 청귤피로서 간기가 막혔을 때 열어준다.
(15) 모 과: 간에 들어가 근육과 피를 돕는다.
(16) 소 맥: 밀이며, 간기를 기른다.
(17) 총 백: 파의 흰 줄기로서 간의 사기를 없앤다.
(18) 구기자, 부추: 간기를 충족시키며 나물을 상복한다.
(19) 자 두: 간병에 상복한다.

죽고 사는 문제는 자연의 이치에 따라야지 인간의 의지와는 무관하다. 다만 악조건이 주어지더라도 이를 좋은 조건으로 바꾸는 노력을 꾸준히 하는 것이야말로 인간이 행할 수 있는 삶의 자세이다. 기분 좋은 일이 생기면 병이 빨리 낫지만, 언짢은 일들이 발생하면 병은 악화된다. 불치병, 난치병과의 투쟁은 질병과의 싸움 이전에 자신과의 싸움이다.

24. 행동이 없는 신념은 간을 멍들게 한다

신념은 실천과 행동의 뒷받침이 없으면 그 자격이 박탈된다. 실천과 행동이 없는 신념은 신념이 아니라 환상이다. 실천은 크게, 생각은 작게 해야 한다. 신념이란 행동을 통하여 말없이 하는 것이다. 한약은 본인이 직접 끓여 먹어야 한다는 것을 지금까지 고집해 오고 있다. 한약을 먹는 것은 약을 먹는 것이 아니라 기(氣)를 섭취하는 것이기 때문이다.

인간은 오스트랄로피테쿠스로부터 400만년 동안 진화해 왔으므로 원시 자연 상태의 습성이 몸에 배어 있다. 자연 속에서 노루나 토끼처럼 뛰어다니며 하루 종일 산속을 헤매야 될 사람들이 도시라는 폐쇄된 공간에서 오염된 공기와 물을 마시며 육체적 활동은 거의

하지 않고 두뇌만 쓰는데다가 오염된 음식물을 과식하고 엄청난 경쟁 속에서 시달리니 간질환이 생길 수밖에 없다.

사람이 피로하게 되면 취약 부분에 부하가 걸리는데, 기관지가 약한 사람은 축농증이나 천식, 간이 약한 사람은 간염, 신장이 약한 사람은 몸이 붓는 반응을 보인다. 그러나 전체적으로 피로를 다스리는 기관은 간이다. 간이 좋고 신장이 나쁘거나 폐가 나쁜 경우는 드물다. 기운의 포스트는 간인 것이다.

25. 자연과 친숙해야 산다(물리적 원리)

「자연과 멀어지면 질병에 가까워진다.」는 괴테의 말을 되새길 수 있다. 사람 모양으로 생긴 이 파동은 정적인 상태로 움직이지 않고 가만히 있는 것이 아니다. 외부 세계와도 작용하고, 내부 세계에서도 끊임없이 작용하며, 동적인 상태에서 어떤 균형과 질서를 이루고 있다. 무엇이 동적 균형을 유지시키고 있을까.

생물이든 무생물이든 일체의 만물이 움직이는 데에는 기(氣)가 작용한다. 한 걸음 더 나아가서 물질과 정신을 초월하여 기(氣)의 움직임에 의해 물질도, 생명체도, 그리고 정신활동도 생성된다. 우리 주위에 있는 대부분의 물질은 두 가지 종류의 쿼크로 구성되어 있다. 그리고 이 두 종류의 쿼크는 무거운 원자핵을 만드는 중성자와 양성자를 만드는 역할을 하며, 이에 대응하여 가벼운 입자인 전자와 전기적으로 중성인 중성자가 있다. 따라서 재미있는 사실은 한 쌍의 쿼크는 전자와 중성자로 구성된 경입자 한 쌍이 있다는 점이다.

그런데 자연에는 성질은 같으나 질량이 다른 쿼크와 경립자가 또 두 쌍씩 있다. 모두 세 쌍의 쿼크와 세 쌍의 경립자가 있는 것이다.

이 세 쌍의 쿼크와 세 쌍의 경립자가 소립자로서 우주를 구성하는 물질을 만드는 기본 입자이다. 모든 소립자에는 반입자라는 것이 대응한다. 입자와 반입자가 서로 만나면 둘 다 소멸하고 에너지만 남게 된다. 예를 들면, 전자와 이것의 반입자인 양전자가 만나면 전자와 양전자는 없어지고 빛만 남게 된다.

에너지는 질량을 가진 입자로 바뀌어 물질이 될 수도 있다. 빛에너지에서 입자와 반입자로 바뀌는 것을 관측한 것은 오래 전의 일이다. 반대로 원자력 에너지처럼 질량이 에너지로 바뀔 수도 있다. 즉, 에너지는 물리 현상을 바꿀 수 있는 잠재적인 능력을 갖은 상태로 있을 수도 있고, 입자처럼 물리적인 실체로 나타날 수도 있다.

에너지를 가리켜 '기(氣)'의 물리적인 측면으로 본다면 어떨까. 기(氣)의 물리적인 작용이 물리학에서는 다름 아닌 에너지라는 개념으로 나타난다고 보면 이해가 될 것이다.

생명체는 물질이 고도의 질서와 균형을 이루고 있는 조직체이다. 또 묘한 조화를 보이는 젤에너지의 특수한 형상이라고 말할 수 있다. 물질 자체 내에 자기 조직을 할 수 있는 능력이 있다. 소위 카오스 속의 질서이다. 이것은 한의학에서 '기(氣)의 작용'이라 부르는 것과 너무나 흡사하다.

물질도 쪼개다 보면 몇 개의 소립자로 구성된다는 말을 했다. 이 소립자들은 끊임없이 상호 작용을 하지만,

- 첫째, 질량을 가진 물체끼리 서로 잡아당기는 중력
- 둘째, 쿼크를 묶어 중성자, 양성자로 만드는 강력
- 셋째, 방사선 붕괴와 관계가 있는 약력
- 넷째, 전자와 원자핵을 묶어 두는 전자기력

이상의 네 가지가 바로 우주 내의 입자 및 물질 사이에 작용하는

기본적인 힘이다.

26. 소립자의 상호작용과 인체생리

한 종류의 입자만 있다고 해도 입자가 여러 개 모이면 거기에는 무질서해 보이는 '카오스'가 나타나지만, 이 카오스 속에는 물질을 정교한 질서 속에 묶어 두려는 자기 조절능력이 생겨난다. 이 자기 조절능력의 극치가 다름 아니라 한의학의 주체인 인체이다.

원자와 원자를 고도의 질서 속에 묶어 어떤 특수한 생명현상을 유지하게 하는 힘 또는 능력을 한의학에서는 '기(氣)의 원활한' 또는 '기(氣) 순환'이라 부른다. 이 '기(氣) 순환'이 막히거나 단절되면 생명체의 건강에 이상이 오고 죽음에 이르게 된다. 물질의 자기 조절현상이 생명현상이며, 한의학에서는 이 생명현상을 유지시키는 원동력을 '기(氣)' 혹은 '기(氣)의 순환'이라 말한다.

27. 질병과 기(氣)의 순환

질병이란 기(氣)의 순환에 장애가 있다는 신호이다. 번뇌, 집착도 질병의 다른 현상으로서 역시 기(氣)의 순환에 장애가 있음을 의미한다. 번뇌, 집착, 질병이 없는 정신, 그리고 육체가 건강한 사람은 고도의 질서가 유지되어 기(氣)의 순환이 원활한 상태에 있다는 뜻이 된다.

한의학의 입장에서는 병을 국소적으로 보지 않으며, 병을 치료하는 게 아니라 인간을 치료한다는 입장에 서야 한다. 기(氣)의 흐름을 파악하고 기(氣)의 흐름이 조화를 이루도록 처방을 한다. 간질환은 피로를 쉽게 느끼고 기운이 없는 병이다. 이 병의 치료법은 기운을 넣어 주어 피로를 없애는 것이 기본이다.

쌍화탕의 간판 스타가 되는 약재는 백작약인데, 어떤 작약을 쓰느냐가 쌍화탕의 약효를 좌우한다. 우리가 흔히 쓰는 '재배한 백작약'을 넣은 쌍화탕으로는 백살에 자식, 그것도 아들 낳는 것을 보장할 수 없다. 자연생 작약이라야 한다. 자연생은 산작약, 강작약이라고 하는데, 특히 강원도 백두대간에서 캐낸 작약을 말한다. 이 작약은 강원도의 '강'자 이름을 붙여 '강작약'이라고 칭한다. 강작약을 넣고 끓인 쌍화탕을 장복이라고도 부른다.

28. 정력을 내는 약재

진인보명단은 산조인, 인삼, 백복령, 천문동을 각각 3돈씩 넣은 처방으로, 하룻밤에 백 명의 여자를 능히 상대할 수 있다는 선약이다. 지묘고본단은 용골 10냥, 가자 5개, 사인주사 5돈으로 된 처방으로, 열 명의 여자를 상대해도 불설한다. 대력환은 숙지황 5냥, 인삼 2냥, 부자 1냥으로 된 처방으로, 열 명의 여자를 상대해도 백전부도한다고 적혀 있다.

(1) 해구신 : 물개의 음경과 고환을 일컫는다.

(2) 음양곽 : 삼지구엽초로서, 산양이 이 풀을 먹고는 하루에 백 번을 교미한다고 하여 특히 일본인들이 관심을 가지고 있다고 한다.

(3) 육종용 : 더부사리과에 속하는 여러해살이풀의 뿌리로서, 말의 정액이 떨어진 곳에서 난다고 한다.

(4) 파고지 : 콩과의 일년생 풀로 보골지의 씨앗인데, 이것을 먹으면 옛 문풍지인 고지를 뚫는 힘이 생긴다고 한다.

(5) 복분자 : 나무딸기로 이것을 먹으면 요강도 깨뜨릴 만큼 오줌발이 생긴다고 한다.

29. 반신욕과 순환재

찬물에 반신욕을 하는 것은 취약 부분에 기운을 물리적으로 보내는 강제순환 원리이다. 기운 순환이 원만해지면 질병은 사라지고 건강이 찾아온다. 찬물에 하반신을 담그는 방법은 민가에서 전해지는 전통적인 비술이며, 이미 과학적으로 증명되어 있다.

1) 당 귀

보혈 강장제의 대표적인 처방인 사물탕의 주요 재료로, 특히 부인들에 대한 처방에는 필수 약재이다.

2) 천남성

독초이기 때문에 생것을 먹으면 큰일 나지만, 고구마처럼 잿불에 구워 먹으면 독이 없어지고 맛이 좋다. 중풍에 제일 잘 듣는 풍담약이다. 습이 화를 불러오고, 화가 담을 일으키며, 이 담화에서 풍이 생하는데, 여기서 '담'이란 몸에 기운 순환이 잘 안 되어 생기는 불순물을 말한다.

천남성은 중풍으로 쓰러진 사람을 치료하는 풍담의 필수 약재로서 우황청심원이나 성향정기산 같은 중풍 치료 처방에는 반드시 포함된다. 천남성을 구워 먹고, 산돼지 쓸개나 오소리 쓸개를 먹는다.

3) 토사향

우리나라 토종의 사향노루에서 나온 사향을 말하는데, 이 토사향을 넣어 만든 우황청심원이라야 진품의 원방 우황청심원이다.

지금까지 자연의 순리와 기(氣)의 순환, 기(氣)의 흐름을 어떻게 조절하느냐에 대한 대답을 명쾌하게 해주었다고 본다. 간이 약하면 기(氣)가 허하여 만병의 근원이 되듯이 간의 건강은 자연에서의 물, 공기, 자연에서 노니는 습관 속에만이 간의 입맛을 돋워 줄 수 있는 구수한 명언이라고 말할 수 있다. 자연에서 운동하고 호흡하는 생활 속의 자연 공간의 그리움을 필자는 다시 한 번 되새기며, 간의 특수 기능적 역할을 강조한다.

제 7 장

암과 치료법

1. 암과 그 치료법

1.1 암이란 무엇인가?

암이란 세포조직의 과잉 성장으로 인해 발생하는 일종의 악성종양을 말한다. 즉 정상적인 속도와 크기로 분열 성장해야 하는 세포가 통제받지 않고 무분별하게 계속 분열하여 성장이 제멋대로 일어나 정상세포나 조직 등이 암으로 변화된다. 암이란 처음 생겨난 부위에 국한되지 않고 혈관과 림프관 등의 경로를 통해 다른 신체부위로 이전되어 정착 증식하는 전의의 특성을 가지고 있다.

1) 종양과 암의 차이점

종양이란 비정상적인 덩어리 생성을 말하고, 특히 양성과 악성종양으로 나뉘는데 암이란 악성종양을 의미한다. 일단 종양이 발견되면 양성과 악성을 구별하고 대처 방법이 중요하다. 양성일 경우 세포의 분열이 비정상적으로 성장속도와 크기가 빠르지만 범위의 제한이 있어 사람에게 해를 입히거나 생명에는 지장이 없다. 만약 이 종양이 특정 공간을 점유하여 관을 폐쇄, 기관과 조직을 압박할 수도 있다.

그러나 예후가 좋아 크게 걱정할 필요는 없다. 악성종양은 생명과 관련된 위협성을 지니어 체내의 특정 공간을 차지할 뿐만 아니라 무절제하게 빠른 속도로 자라고, 주변의 정상조직을 파고들면서 마침내 수술이나 항암치료를 해야 하나 완치하기가 어렵다.

2) 암의 발병기전

(1) 정상 세포의 변화

정상 세포가 유전자 변이에 의해 암세포로 변형되고 암을 유발한다. 암 발생의 위험요인은 대표적으로 흡연, 발암성 식품 및 화학물질, 발암성 병원체 등에 의해 정상 세포가 유전자 변이를 일으킨다. 암 발생 원인의 10～20%는 부모 유전자로부터 유산된다.

간단히 말하면 세포핵의 구성 요소인 DNA가 구조 변화를 일으켜 암세포를 생성한다. 이러한 세포가 분열하여도 똑같은 변형 된

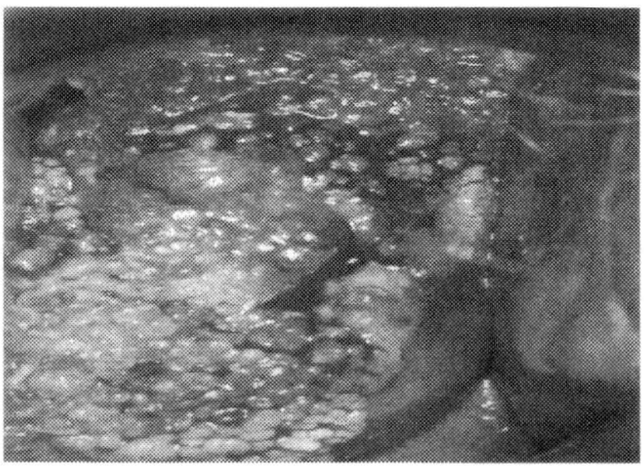

진전된 암세포(현미경) 자궁경부암

DNA를 만들어 내기 때문이다. 이 변화는 20～30년에 걸쳐 유전자 변이가 축적되어 암이 발생된다.

(2) 면역계의 이상

인체는 신체 내에서 생성되는 종양세포 1000만 개까지를 파괴할 수 있는 능력을 가지고 있다.

보통 임상적으로 암이 발견되면 암 세포의 분열과 증식이 커지는 경우 최소한 10억 개의 종양 세포를 포함하여 이미 면역기능을 상실하고 만다. 그래서 암세포를 제거하지 못하고 암은 진전될 수밖에 없다. 우리 몸의 항상성을 유지하는 시스템의 한 축인 면역계가 제대로 기능을 하지 못하게 될 때 암과 같은 중대한 병에 걸릴 수 있다.

실제로 암 환자는 백혈구의 하나로 암세포를 공격하는 주된 세포인 자연살해세포(Natural Killer Cell, NK세포)의 기능이 상당히 저하되어 있다. 정신적, 육체적 스트레스가 가해지면 NK세포의 활성이 저하된다는 것은 오래 전부터 알려진 사실이다. 건강을 유지하고 암으로부터 회복하기 위해서는 면역 감시기구의 기능이 정상적으로 유지되도록 노력해야 한다.

면역 감시기구를 구성하는 면역세포는 백혈구인데 이 백혈구는 혈관계를 순환하면서 체내에 침입한 이물질과 돌연변이 세포를 탐식하여 처리하는 식세포의 일종이다.

이러한 식세포에는 혈관계를 순환하는 식세포(호중구, 호산구, 단핵구)와 조직 내의 식세포(중추신경의 microglial cell, 간의 kupffer cell, 비장 및 우리 몸 전체에 존재하는 림프절의 대식세포)가 있다. 이들 식세포는 생체 내에 존재하면서 직접 또는 간접으로 각종 면역반응에 참여하여 생체를 보호한다.

즉, 우리 인체는 몸과 면역계가 하나가 되어 몸 전체를 조화로운 상태로 유지하기 때문에 건강이 유지되나 면역기능이 저하되면 균형이 깨져 우리 몸에는 갖가지 이상이 출현하게 된다.

3) 암의 예방

세계보건기구(WHO)에 의하면 암 발생 인구 중 ⅓은 1차 예방이 가능하고, 조기 진단만 되면 완치가 가능하다. 나머지 ⅓도 적정한 치료에 의해 완치된다고 보고되었다. 암을 예방하려는 노력만이 사망률에서 탈출할 수 있는 최선의 예방인 것이다. 우리나라에서는 위암, 간암, 유방암, 자궁경부암, 대장암 등은 초기 발견에 의해 완치율이 높으며 정기적인 검진, 폐암은 금연, 간암은 간염백신 접종 등으로 예방이 가능하다.

◆ 암 예방 권고사항

① 편식을 하지 말고 영양분을 골고루 균형 있게 섭취한다.
② 황록색 채소와 과일, 곡물 등 섬유질을 많이 섭취한다.
③ 우유와 된장을 자주 섭취한다.
④ 비타민 A, C, E를 적당량 섭취한다.
⑤ 체중 조절을 위해 과식 말고 지방분은 적게 섭취한다.
⑥ 너무 짜고, 맵고, 뜨거운 음식은 피한다.
⑦ 불에 태우거나 훈제한 생선, 고기는 피한다.
⑧ 곰팡이가 생기거나 부패한 음식을 피한다.
⑨ 술은 과음하거나 자주 마시지 않는다.
⑩ 담배는 금연한다.
⑪ 태양광선, 특히 자외선 과다 노출을 피한다.
⑫ 땀이 날 적당한 운동은 하지만 과로는 피한다.

⑬ 스트레스를 피하고, 기쁜 마음으로 생활을 한다.
⑭ 목욕이나 샤워를 자주 하여 몸을 청결히 한다.

1.2 암의 현대학적 치료법

암 치료의 주요 목적은 암으로 인한 구조적, 기능적 손상을 회복시키고, 치유가 불가능한 암의 진행을 막고 증상을 완화시키며, 수명을 연장하며 삶의 질을 높인다. 암 치료방법은 수술요법, 항암 화학요법, 방사선요법, 국소 치료법, 호르몬요법, 광역학 치료법, 레이저 치료법 등이 있고, 최근에는 면역요법, 유전자요법 등이 있다.

1) 수술요법

목적에 따라 진단적 수술, 근치적 수술, 예방적 수술, 완화적 수술 등이 있다.

① 진단적 수술

종양의 분류와 형을 알게 되고 확진을 할 수 있으며, 생검도 이에 속한다.

② 근치적 수술

초기단계의 암 치료에 유용하고, 림프절과 원발 병소를 모두 제거한다. 근치적 유방수술, 자궁경부 절제술 등이 있다.

③ 예방적 수술

사마귀, 폴립 등의 (전)암성 병변을 치료하지 않고 남겨놓은 채 암으로 진전되는 것을 보면서 해롭지 않은 전 암 상태의 병변을 제거한다.

④ 완화적 수술

종양의 크기를 감소시키고, 종양의 성질을 지연시키는 암 증상을 완화시키는 목적이 있다. 대장암으로 인한 장 폐색 증상이 있는 경우 장루를 만들어 줌으로써 장 폐색 증상을 완화한다.

2) 항암 화학요법

정상 세포의 과도한 파괴 없이 유해한 암세포를 파괴하는 것이다. 암의 치료를 위해서 암의 성장을 억제시키는 작용에 이용한다. 최근에는 수술이나 방사선요법이 시행된 후 암세포를 완전히 제거하기 위한 보조요법이나 수술 전 암의 크기를 줄여 수술을 쉽게 하는 선행요법으로 이용한다.

① 항암 화학요법의 기전 암세포는 조절이 불가능하고, 분열 증식한다. 간접적으로 암세포의 생화학적인 과정에 변화를 가함으로써 세포의 재생을 붕괴시킨다. 효과는 암세포의 파괴이다.

② 항암 화학요법의 종류

항암 화학요법은 크게 복합요법, 병용요법, 보조요법, 수술 전 선행요법으로 나눌 수 있다. 복합요법은 항암효과를 더욱 증진시키기 위해 동시에 여러 항암제를 조합하여 같이 사용하는 방법이며, 병용요법은 수술 혹은 방사선 치료와 함께 항암제를 사용하는 경우를 말한다. 보조요법은 수술이나 방사선요법 후에 남아 있을지 모를 암세포를 파괴하기 위해 항암제를 사용하는 것으로 재발 방지가 주된 목적이며, 수술 전 선행요법은 수술이나 방사선 치료 전에 사용함으로써 병기를 낮추고, 조기 전이를 예방하여 장기 생존율을 개선시키는 것을 말한다.

항암제의 부작용

부작용 / 항암제	골수기능장애	구역과 구토	구내염·설사	변비	색소침착	말초신경염	정신장애	간장애	신장애	폐섬유화증	심장장애	출혈성방광염	발열	탈모	신경계부작용
Nitrogen Nustard	○	○												○	
Cyclophos pha-mide	○	○										○		○	
Ifosfamide	○	○										○		○	○
Busulfan	○				○					○					
5-Fluorouracil	○	○	○		○										
Methotrexate	○	○	○					○	○	○				○	
Cytosine Arabinoside	○	○	○												
Mitomycin-C	○	○							○					○	
Daunorubicin	○	○	○								○			○	
Doxorubicin	○	○	○								○			○	
Bleomycin					○					○			○	○	
Vincristine				○		○								○	
Vinblastine	○			○		○								○	
Nitrosoureas (BCNU, CCNU)	○	○							○	○					
Procarbazine	○	○					○								
Cisplatin	○	○				○			○					○	
Paclitaxel	○		○			○					○			○	○
Docetaxel	○		○			○					○			○	○
Capecitabine			○		○										
Etoposide	○		○	○										○	

③ 항암 화학요법의 금기 및 부작용

항암 화학요법은 면역생성을 억제하고 백혈구 수를 감소시키기 때문에 감염이 있는 동안은 투약을 보류하고, 임산부에게는 특히 주의하여야 한다. 항암제는 정상세포까지도 파괴시킬 수 있으므로 적절한 예방과 치료가 중요하다. 부작용으로는 특히 골수 기능 저하에 의한 빈혈, 백혈구 감소증, 혈소판 감소증을 초래한다. 또한 위장관 장애, 탈모, 소화기이상, 심부전증, 신기능 부전, 무월경 등이 있다.

④ 주요 항암제별 발생 가능 부작용

항암제라면 그 작용 원리가 비슷하기 때문에 공통적인 부작용을 지니고 있다. 백혈구나 혈소판 감소증, 탈모, 오심, 구토, 피로 등이 그러하다. 그러나 항암제에 따라 더 흔하게 나타날 수 있거나 특이한 부작용으로 확인된 내용이 있으며, 또 이들 항암제는 어떻게 조합되어 사용되느냐에 따라 심해지는 특정 부작용이 있다. 항암제별 주요 부작용들을 파악하고 있다면, 이 부작용들을 경감시키기 위해 어떤 노력을 해야 하는지 알 수 있게 되므로 항암제 주입 외의 치료 작업들을 이해할 수 있고, 자가 간호 방법의 방향도 잡아줄 수 있을 것이다.

3) 방사선 요법

방사선은 에너지를 가진 입자 파동의 흐름을 의미하고(가시광선, 적외선) 고에너지 방사선을 의미한다. 치료용 방사선은 암세포 파괴용 고에너지를 말한다.

① 일차적 치료

주위 피해 없이 암을 국소적으로 조절한다.

② 보조적 치료

종양의 크기를 줄임으로서 수술적 절제를 용이하게 한다. 해부학적 위치나 종양이 완전 절제가 불가능할 때 전이가 의심스러울 때 사용한다.

③ 고식적 치료

진전된 암은 통증, 병리적 골절, 뇌 척추 상대 정맥 등의 주요 기관의 압박혈관 폐쇄 등의 증상을 경감시키기 위함이다.

1.3 암 종류별 한의학적 치료방법

암의 서양학적 치료의 대표적인 3대 요법은 수술, 방사선, 항암요법이다. 현재까지 가장 많이 쓰여지고 있는 방법이지만, 부작용이나 효과 면에서 그리 낙관적인 현실만은 아니다. 여기서 암 치료를 좀 더 다른 방향에서 접근해 보고자 하는데, 한국인의 7대 주요 암을 대상으로 한의학적 치료방법을 살펴보자.

1) 위 암

한방을 찾는 위암 환자의 형태는 크게 두 가지로 분류해 볼 수 있다. 하나는 수술, 항암제 투여 후에 재발한 환자이고, 또 하나는 발견 당시에 서양의학적인 치료가 불가능한 환자이다.

이들을 환자가 호소하는 증상에 따라 분류해 보면 다음과 같다.

- 음식을 먹을 수 있고 운동이 가능한 환자
- 음식을 먹을 수 없는 한자
- 복수가 찬 환자
- 통증이 심한 환자

위암 치료의 한방치료는 운동요법, 식이요법, 약물요법이 있다. 그럼, 각 요법을 하나씩 살펴보자.

(1) 운동요법

운동요법은 암 환자에게 중요한 치료법이다. 약물에 의존해서 말기 종양을 소실한다는 것은 참으로 어려운 일이다. 대부분의 환자들은 약물에 의존하려고 하는 경향이 있지만, 그것은 잘못된 생각이다. 그리고 약물에 의존해서 암을 치료한다면 새로운 삶을 살 수 있는 희망이 거의 없다고 생각해도 된다.

암성 악액질로 인해 혈액이 산성화되고, 장기의 기능이 저하되고, 조직이 파괴되어 기운이 없고, 얼굴이 창백하고, 신진대사가 저하되어 거동에 불편한 환자라도 마지막 희망을 갖고 등산을 해야 한다. 등산을 하면 살 수 있는 희망이 있다. 운동만으로도 종양을 소실되었다는 보고는 많이 나와 있다. 달리기만으로도 암을 극복 했고, 등산을 해서 암을 극복했다는 환자들도 많이 접할 수 있다. 복수가 차서 거동이 완전히 불가능한 환자를 제외하고는 암 치료에 앞서 등산이 먼저이다.

(2) 식이요법

지나치게 뜨겁거나 짜고 매운 음식은 자극이 강해 위암의 원인이 되므로 가능하면 피한다. 짠 김치나 젓갈, 소금에 절인 음식 등이 이에 속한다. 단순 당의 섭취는 제한하고, 암 예방 효과가 있는 비타민 A, C, E와 식물 섬유를 자연식품을 통해 충분히 섭취한다. 식이섬유가 많은 식품은 찜통에 찌거나 끓는 물에 삶아서 이용한다. 또한 취침 전에 음식을 먹으면 위산 분비를 자극하므로 섭취를 금한다. 모든 식품은 농약 피해를 최소화하기 위해 유기농으로 재배한 것을 이용하고, 여러 번 씻어 식초를 뿌린 소금물에 10~20분간 담갔다가 헹군다. 잎채소는 끓는 맹물에 살짝 데쳐서 사용하고, 뿌리채소나 열매는 껍질을 벗겨 사용한다.

(3) 약물요법

항암제를 투여한 이후 재발한 암세포는 약물에 대해 강한 내성을 지니고 있고, 혈행성 전이나 파종성 전이, 림프성 전이가 일어나 다른 조직이나 장기를 파괴하기 때문에 약물의 선택에 어려운 점이 많다. 서양 의학에서 처음부터 너무 강한 항암제를 투여하여 재발한 환자에게는 다시 종양을 치료할 희망이 거의 없어진다.

재발한 종양을 소실시키기 위해서는 기존의 항암제보다 더 강한 항암제를 투여해야 하는데, 말기 암 환자의 체력으로는 도저히 견디지 못한다. 이런 점이 서양의학적인 암 치료의 문제점이다. 암성 악액질로 인해 장기나 조직의 파괴가 심한 경우 암성 악액질을 제거하기 위해서는 운동요법이 필수적이다.

복수가 찬 환자는 복수를 제거시켜 주어야 하고, 복수가 차지 않은 환자는 복수가 차지 않게 최대한 노력해야 한다. 복수가 차면 치료가 힘들어진다. 이것이 가장 어려운 문제점이다. 복수가 찬 환자는 택사, 차전자, 저령, 목통 등 이뇨작용이 있는 약물과 적소두, 백편두와 같이 이뇨작용과 보익성이 있는 약물을 선택한다.

위암 세포에 작용하는 항암 약물을 선택할 때는 우선 안전성을 고려해야 한다. 말기 종양을 생약으로 소실시키기 위해서는 장기간의 투약이 필요하기 때문이다.

◆ 위암에 작용하는 좋은 약물

무화과, 괴전우, 반지련, 용규, 패장, 호두, 아혈, 오가피, 단삼, 계

내금, 매실, 대추, 산사, 반하, 오공, 백반, 삼릉, 봉출

2) 폐 암

폐암은 두꺼운 기관지에 발생하는 암과 폐의 말초부에 발생하는 암으로 구분되는데, 전자는 조직학적으로 편평상피암이고, 후자는 선암이다.

담배와 관계가 있는 암은 편평상피암이고, 선암은 담배와의 관련이 적은 암에 속한다. 담배와 폐암과의 관계는 널리 알려져 있는데, 요즘은 담배와 관련이 있는 편평상피암의 발생은 줄어들고, 반대로 선암이 늘어나고 있는 추세이다.

(1) 운동요법

천식이 있는 경우는 폐 조직이 손상을 받아 천식이 있는 경우에는 땀복을 입고 낮은 산을 천천히 걷는 것이 좋다. 숨이 가쁘다고 해서 집에만 있으면 치료될 가능성이 없어진다. 조금씩이라도 등산을 해서 신선한 산소를 공급하고 땀을 흘리는 것이 치료에 도움이 된다. 천식이 없고 통증이 심한 경우라면 진통제를 복용하고서라도 열심히 등산을 해야 한다. 등산을 하면서 땀을 많이 흘려야 한다. 하루하루가 지날수록 몸 상태는 좋아진다. 그리고 통증도 줄어들 수 있다. 하지만 출혈이 있어 가래에 피가 섞여 나오거나 피가 넘어오는 경우에는 운동을 해서는 안 된다.

출혈이 지속적으로 일어나는 경우에는 운동으로 에너지 소모가 많아지면 증상이 더 악화될 수 있기 때문이다. 이런 경우라면 식이요법과 약물요법으로 증상에 차도가 있은 후에 운동요법을 실시하는 것이 좋다.

(2) 식이요법

고단백질의 투여는 콩, 두부와 같은 식물성 단백질을 섭취하는 것이 좋고, 동물성 단백질은 흰 살 생선을 쪄먹는 것이 좋다. 고단백질의 투여는 폐에 물이 차는 폐흉수증을 방지하고 에너지 대사를 강화시킬 뿐만 아니라 단백질 투여 자체가 항암 효과가 있다. 녹즙은 항산화 역할 뿐만 아니라 피를 정화시켜 주는 역할 및 단백질 보충효과도 주기 때문에 녹즙을 권장한다.

Tip : 녹즙 만드는 법

- 재료 : 당근, 연근, 우엉, 솔잎, 배, 사과, 포도, 케일, 오이, 기타 녹황색 채소, 마늘 한 쪽
- 복용법은 다른 암의 녹즙 복용법과 같다. 마늘을 넣고 녹즙을 갈아 속이 쓰린 증상이 나타나면 마늘을 뺀다.

(3) 약물요법

약물요법에 앞서 환자의 상태를 정확히 판단하는 것이 중요하다. 우선 수술, 항암제, 방사선 치료 후에 재발한 경우인지, 처음 발견 당시 전이 정도가 심하여 서양 의학적인 처치가 불가능한 환자인지, 다른 암에서 폐로 전이된 종양인지, 전이가 어디까지 이루어졌는지, 환자가 호소하는 증상, 즉 흉통, 혈담, 천식, 기침 등의 증상을 세밀히 파악해야 한다.

환자의 상태를 파악하고 난 후에는 환자가 호소하는 증상을 개선시키면서 종양을 소실시킬 수 있는 항암약물을 선택해야 한다.

◆ 폐암에 작용하는 항암 약물

황금, 백영, 백합, 어성초, 자완, 백화사설초, 상백피, 반지련, 선학

초, 백화사, 남성, 행인, 마늘

3) 간 암

간암은 만성 B형 간염을 거쳐 발생하는 경우가 대부분이고 간경화증을 수반하게 된다. 간경화증 자체도 어려운 병인데 여기에 종양까지 발생하였으니 치료는 더 힘들 수밖에 없다. 간암은 다른 암에 비해 생존율이 극히 낮다. 종양을 소실하여 일단 급한 불은 껐어도 간 자체가 이미 많이 손상되었기 때문에 남아 있는 간세포의 기능이 얼마나 견디어 주느냐가 문제다.

간암 환자가 한방 치료를 받기 전에 반드시 선행해야 할 조건이 있다.

첫째, 환자에게 병명과 정확한 현 상황을 자세히 일러 주어야 한다. 다른 암에 비해 생존율이 극히 낮고 뚜렷한 치료방법이 없기 때문이다.

둘째, 환자를 위해서는 삶의 양보다 삶의 질을 선택할 수 있게 해야 한다. 하루를 살더라도 편히 살 수 있게, 그리고 환자가 마지막 생을 정리할 시간적 여유를 주어야 한다. 간암을 치료하기 위한 한방요법의 목표는 환자의 삶의 질을 개선하자는 데 있다.

간암치료의 한방요법은 약물요법, 관장요법, 식이요법으로 나누어 시행된다.

(1) 약물요법

간암 치료의 약물요법의 원칙은 종양이 분비하는 산성 독성물질을 빨리 제거하여 간의 손상을 최대한 줄여 주고, 간 기능을 개선하고, 환자가 호소하는 임상적인 증상을 제거해 주면서 간암 세포를 죽일 수 있는 약물을 선택해야 한다.

◆ 복수가 찬 경우의 약물요법

간암에 의해 복수가 찬 경우는 생이 얼마 남지 않음을 예고하는 것이다. 알부민과 글로불린의 수치가 떨어져서 혈액 속에 혈장 단백질이 부족하면 복강 내에 물이 고이게 된다. 그리고 종양에 의해 미세 담관이 막혀서 담즙이 역류하여 혈중에 빌리루빈 수치가 낮아져서 황달이 오게 되고, 복수가 심하게 차게 되면 복강 내 장기를 압박하여 음식물을 토하게 된다.

간경화에 의한 복수는 알부민을 투여하면 복수를 개선시킬 수 있지만, 간암에 의한 복수는 암성복수로서 알부민을 투여해도 개선되지 않는다. 복수가 심하게 차면 음식물이 역류되고, 호흡이 곤란해지고, 장내에 가스가 발생하므로 어떤 방법을 동원하더라도 일시적으로 복수를 제거해 주어야 한다.

◆ 간암세포에 작용하는 약물

간암세포에 작용하는 약물로는 호두나무, 다래나무, 모려분, 황기, 금전초, 백편두, 아혈, 천산갑, 용규, 포공영, 채장, 반지련 등이 있는데, 그 중 환자에게 맞는 약물을 선택하여 사용한다.

- 호두나무, 다래나무, 백편두, 까마중, 반지련, 삼릉, 봉출, 포공영, 패장초, 별갑, 모려분, 선학초, 거위피

• 황달을 치료하는 약물: 울금, 금전초, 치자, 인진

• 통증을 경감시키는 약물: 연호색, 천산갑, 섬서

(2) 커피 관장법

커피 관장은 하루 두 번하는 것이 적당하다. 커피 관장의 목적은 원두커피에 풍부하게 함유되어 있는 칼륨을 섭취하는 데 있다. 칼륨

은 산소와 적혈구, 이산화탄소와 적혈구가 결합하는 데 중요한 역할을 하며, 간에 포도당을 저장하는 데 관여한다. 간 기능을 개선하는 생리작용이 있기 때문에 커피로 관장을 하면 숙변을 제거하는 것 이외에 장에서 칼륨을 흡수하여 간으로 통하는 혈관을 통해 간으로 보내므로 간 기능을 개선하고, 통증을 경감시키는 효과가 있다. 커피 관장을 할 때는 시간이 많이 걸린다.

(3) 식이요법

◆ 간암 환자를 위한 식이요법의 원칙

① 육식과 생선은 먹지 말라. 멸치 한 마리라도 먹지 말라. 간암은 황달을 동반하기 때문에 육식이나 생선을 복용하면 황달이 심해질 수 있다.

② 아주 소식을 해야 한다. 간암 환자는 많이 먹고 싶어도 많이 먹지 못하는 환자가 대부분이지만 식사에 지장이 없는 간암 환자도 절대로 많이 먹어서는 안 된다.

③ 소금의 섭취를 최대한으로 줄여야 한다.

④ 녹즙을 마셔야 한다. 간암 환자의 녹즙 재료는 민들레, 감자, 당근, 신선초, 오이, 배, 사과, 기타 녹황색 채소로 녹즙을 만들고 여기에 선암산 두 수저, 식초 한 수저를 타서 마신다. 간암 환자들은 한 번에 많은 양을 마시지 못하기 때문에 환자가 한 번에 먹을 수 있는 양만 마셔야 한다. 재료 중에서 감자와 민들레가 주재료이다.

⑤ 식사는 연근, 우엉, 표고버섯, 다시마를 다린 물로 죽을 만들어 먹는다. 밥을 먹지 않는 것이 좋다. 죽, 동치미, 구운 감자, 김치, 된장만 먹도록 한다.

4) 자궁암

자궁은 자궁질부, 자궁경부, 자궁체부로 구분된다. 자궁질부와 자궁경부에 발생하는 암을 자궁경부암이라 부르고, 조직학적으로 편평상피암에 속한다. 자궁체부에 발생하는 암을 자궁내막암이라 하고, 조직학적으로 선암에 해당된다. 자궁암의 95%가 자궁경부암에 속하며, 5%가 자궁내막암에 해당된다.

그리고 난소에 발생하는 난소암이 있다. 난소는 복강에서 자궁으로 늘어지는 형태를 취하고 있기 때문에 난소에 종양이 발생하여 커진다 해도 주위 조직을 압박하지 않는다. 그래서 증상이 없고 난소에 암 조직이 퍼져 있어도 온전한 부분만 있다면 정상적으로 기능을 수행하기 때문에 조기에 발견하기가 어려운 암이다. 그리고 유방암, 자궁암과 같이 인과 관계가 뚜렷하지 않아서 발병 원인에 대해서도 확정적으로 정확히 밝혀진 것이 없는 암이다. 자궁암의 한방학적 치료는 약물요법, 식이요법, 온열요법이 이용된다.

(1) 약물요법

남성과 달리 여성은 한 달 주기로 생리를 한다. 생리가 이루어진다는 것은 수정란이 착상에 실패했다는 것을 의미한다. 생리가 시작하면 자궁내막에서 탈피한 상피세포, 혈액, 기타 노폐물이 섞여서 체외로 배출된다. 한방에서는 자궁 치료에 자궁에 혈액 순환을 개선시키는 보혈제, 자궁 주위의 노폐물을 제거하는 활혈제, 자궁 주위 혈관의 울혈을 제거하기 위한 온열제를 많이 사용한다. 한방 치료로 설령 암세포를 완전히 죽이지 못한다고 해도 암세포의 성장을 억제시킬 수 있고, 악액질을 제거하여 환자의 삶의 질이나 양을 늘릴 수 있는 치료의 장점을 지니고 있다.

◆ 자궁암에 쓰이는 약재

부처손, 산두근, 익모초, 꾸지뽕나무

(2) 식이요법

자궁암의 식이요법은 혈액의 기능을 강화시키는 데 중점을 두어야 한다. 말기 자궁암의 주증상이 출혈과 통증이다. 악액질이 진행되어 혈액상태가 나쁜데다가 출혈이 지속적으로 일어나기 때문에 환자의 상태는 더 나빠진다. 말기 암환자의 경우는 빈혈을 예방하고 나아가 암세포에 미약하나마 일정한 저항을 주기 위해서는 녹즙을 복용하는 것이 좋은 방법이다.

(3) 온열요법

황토흙 찜질로 온열요법을 실시한다. 흙은 항상 따뜻한 느낌을 주고 말없이 대지의 모든 식물들을 키우는 어머니와 같은 느낌을 준다. 황토흙은 민간에서 피부 질환을 치료하는 데 많이 응용하여 왔다. 오래된 황토 흙집에서 나온 황토흙은 숙성, 발효되면서 피부 질환을 치료하는 약효가 나타나게 된다. 피부약이 별로 없었던 옛날에는 이 황토흙으로 피부 질환을 치료하였는데 그 효과도 좋았다.

5) 유방암

유방암은 여성 암이지만 백 명에 한 명 꼴로 남성 유방암이 발생한다. 유방암은 여성 열 명에 한 명 꼴로 발생한다. 유방암은 자가진단이 쉽고, 조기에 발견하면 완치가 가능한 암 중에 하나이다. 유방암의 한방학적 치료는 주로 약물요법을 사용한다.

(1) 약물요법

한방에서는 유방암의 발생 원인을 기의 울체로 생각하고 있다. 운동부족, 정신적 스트레스, 비만, 유방의 기능 쇠퇴 등으로 인하여 기의 흐름이 울체되어 순환이 막혀서 유방암이 발생한다고 보고 있다. 유방암의 약물 치료를 위해 먼저 환자의 상태를 정확히 파악해야 한다. 수술 후에 재발한 상태인지, 임파선이나 간, 폐로 전이가 되었는지, 암성 악액질의 진행 여부를 파악해야 한다.

◆ 유방암에 작용하는 좋은 약물

패모, 천화분, 과루, 금은화

6) 대장암

대장암이나 직장암이 늘어나는 원인은 먹거리의 변화가 주된 원인이다. 운동부족, 정신적 스트레스, 과도한 음주도 이들 암을 일으키는 원인으로 작용한다. 흔히 소장, 대장을 통칭하여 장이라고 한다.

뱃심이 좋아야 건강하다고 한다. 이는 장의 기능이 튼튼해야 인체가 건강해질 수 있다는 말이다. 장의 중요성은 화장실을 예를 들면 쉽게 이해할 수 있다. 대변이 쌓이지 않는 수세식 화장실은 문제가 없지만, 재래식 화장실은 대변이 쌓이기 때문에 많은 문제가 발생한다.

쥐, 해충, 침출물로 인한 수인성 전염병 등의 많은 문제가 생긴다. 이와 마찬가지로 장의 기능이 원활하여 대변을 바로바로 내보내면 문제가 없으나, 배변에 이상이 생기거나 숙변이 차게 되면 장 기능뿐만 아니라 다른 장기의 기능에도 영향을 미쳐 건강을 해치는 요인으로 작용한다. 대장암의 한방학적 요법을 보면 다음과 같다.

(1) 운동요법

위암과 같이 대장암의 치료도 운동요법이 우선적으로 시행되어야 한다. 운동이 힘든 환자는 대신 황토흙 찜질로 좋은 효과를 보는 경우도 있다. 그러나 가급적 진통제를 복용하면서라도 조금씩 운동을 하고 황토흙 찜질을 병행하는 것이 좋다.

(2) 식이요법

대장암의 식이요법 목표는 대변을 원활하게 내보내는 것이다. 대변을 원활하게 내보내기 위해서는 식이성 섬유가 풍부하게 함유된 식품으로 녹즙을 만들어 복용한다.

(3) 약물요법

약물요법은 암성 악액질을 제거하고, 환자가 호소하는 임상적인 증상을 개선하여 대변을 원활히 내보낼 수 있도록 하면서 종양을 소실시키는 항암 약물을 사용한다.

◆ 대장암에 작용하는 항암 약물

다시마, 우방, 노회, 무화과, 고삼, 백화사설초, 반지련, 용규

7) 식도암

식도암은 다른 암에 비해 생존율이 떨어지는데, 특히 남성이 여성에 비해 생존율이 더 떨어진다. 식도암이 위암이나 다른 소화기 암에 비해 생존율이 떨어지는 것은, 암이라고 의심할 뚜렷한 임상적인 증상이 없어서 조기에 암을 발견하기가 힘들기 때문이다.

식도암 치료의 서양 의학적 치료법은 수술요법, 화학요법 등이 있다. 이 중에서도 수술요법이 효과적이다. 그러나 식도암 자체가 조

기에 발견하기 힘들기 때문에 발견 당시에 다른 장기나 림프절로 전이가 일어나 수술이 불가능한 경우도 많다.

(1) 운동요법

운동요법의 방법은 위암의 경우와 같다.

(2) 식이요법

녹즙 재료로 감자 당근, 연근, 양배추, 기타 녹황색 채소나 과일을 배합한다. 우선 환자가 한 번에 몇 cc 정도를 마실 수 있는지 물을 마셔 봄으로써 판단해야 한다. 생수만 마시는 것보다 생수에 매실 엑기스를 타서 마시는 것이 더 효과적이다. 그렇게 하루 세 잔 이상 마시면 좋다.

매실이 식도암 세포에 작용하는 일정한 항암작용은 있으나 그 효과는 경미하다고 한다. 하지만 매실이 유기산 덩어리이기 때문에 에너지 대사에 촉매제 역할을 담당하므로 정기를 강화시키는 데 도움이 된다.

(3) 약물요법

대도탈명환이란 처방에 소의 침을 이용하여 약을 만드는 법이 소개되어 있다. 소의 침에 대한 항암 효과에 대해 좀 더 연구해 볼 필요가 있을 것이란 생각이 든다. 경람의 침도 정상 세포와 암 항원 사이에서 전자를 빼앗는 활성산소를 제거하여 암을 예방하고 간암, 위암 등 소화기 암을 유발하는 아플라톡신, 벤조필렌 등을 해독한다. 탄 고기에서 나오는 발암물질을 입에서 해독하여 발암물질이 작동하지 못하게 한다.

◆ 식도암에 좋은 약물

인삼, 사향, 쌀겨, 황련, 반하, 자하거

8) 췌장암

췌장암은 발생 부위에 따라서 팽대부암, 췌장 머리 부분에 생기는 췌두부암, 췌장의 몸이나 꼬리 부분에 발생하는 췌체부암, 췌미부암으로 구분한다.

췌장암은 발생 부위에 따라서 증상의 차이는 있으나 주요 증상은 복통과 황달, 체중감소 등이며, 암으로 인한 통증은 다른 암에 비해 아주 극심한데, 인간이 견딜 수 있는 한계라고 표현할 만큼 통증이 아주 극심하다.

황달은 간염, 간경화, 담석증, 간암, 췌장암, 담낭암 등에서 발생하는 증상인데, 췌장에서 암이 발생하여 진행되면 담즙이 내려오는 총수담관을 막아서 폐색성 황달이 발생하게 된다.

췌장암은 조기에 발견이 매우 힘든 암으로, 발견 당시에 이미 손을 쓸 수 없을 정도로 진행된 경우가 대부분이다. 그리고 예후도 아주 불량하고 생존율도 극히 낮은 편이다. 아주 초기에 발견한다면 수술, 항암제, 방사선으로 치료가 가능하다고 하지만, 이런 경우에도 예후가 좋지 못하다. 또한 췌장암 환자들은 발견 당시에 이미 치료 범위를 넘어선 경우가 대부분이다.

(1) 치료 후 간으로 전이 된 경우

이런 경우 종양을 소실시킨다는 것은 매우 어렵지만 환자의 생존율은 늘릴 수는 있다. 종양에서 분비하는 독성물질을 빨리 제거하여 간 기능을 보호하고, 종양의 성장을 어느 정도 억제한다면 생존율은 높아질 수 있다.

(2) 통증이 심한 경우

통증이 심하여 매우 고통스러운 경우에는 진통제 이외에는 다른 대안이 없다. 이럴 경우에 호두나무를 복용할 것을 권한다. 덜 익은 호두나무의 과실, 가지, 잎은 간암이나 췌장암으로 인한 통증을 완화시킬 수 있다. 호두나무와 대추, 영지, 황기 등을 각 등분하여 달여서 차같이 수시로 마신다.

(3) 폐색성 황달이 심한 경우

폐색성 황달이 심하여 외과적인 처치로 황달을 제거해야 하는 환자는 치료가 아주 어렵다. 종양이 총수담관을 막고 있기 때문에 종양 자체가 축소되거나 소실되지 않고는 황달을 근본적으로 치료하기가 힘들다. 황달이 지속되면 간 기능은 더 나빠지게 되고, 심하면 간성 혼수에 빠지게 되므로 생존율이 극히 낮다. 이런 경우에는 혈중 빌리루빈수치를 개선하는 약물을 사용해 보는 것이 미약하나마 도움이 된다.

1.4 IPC를 이용한 간 치유 예와 저자의 소견

상황버섯의 면역증강 및 항암효과와 천마의 다양한 생리활성 작용으로 생체내 이용률을 최대한으로 높인 것이 IPC(Immuno Polysaccharide Compound)이다. 현대사회에서 약재로부터 성분을 얻는 방법은 열수추출법이 가장 일반화되어 있다. 그러나 고대 문헌을 통하여 볼 때, 열수추출 시 얻어지는 농축액뿐만 아니라 저분자 기능성분이 포함되어 있는 증류액의 효능도 매우 중요하다고 하였다. 그러나 현대사회는 일반적인 열수추출에 의한 농축성분만을 이용하고 있을 뿐, 저분자 기능성분들은 모두 증발되어 소실되어 버린다. 하지만 IPC는 고대의 추출법을 현대적 방법으로 재현하여 저온추출법으로 제조되었다. 이를 통하여 약재의 농축성분은 물론 증류성분도 모두 포집할 수 있게 되었다.

'향기요법'은 저분자량을 갖는 기능성분을 이용하여 치료하는 대표적인 방법이라 할 수 있다. 이렇듯 약재의 휘발성이 높은 저분자 기능성분을 이용한 향기요법은 질병의 예방과 치료에 다수 응용되고 있으며, 관심 또한 증대되고 있는 추세이다.

하지만 이러한 향기요법과 화장품을 제외하고는 다량으로 휘발성 저분자 기능성분들을 포집하여 건강기능성 식품이나 의약품으로 이용하는 예는 아직 찾지 못하였다. 따라서 IPC는 상황의 유효성분이 고분자물질의 파괴를 최소화하고 저분자 기능성분을 이용할 수 있게 자체에서 개발한 특별한 장치와 공법으로 추출하였으며, 추출물을 증류하는 과정에서 특별히 개발한 저온 증류장치를 이용하여 휘발성 성분도 함께 포집하여 이용할 수 있게 하였다. 이런 과정을 거쳐 얻어진 상황 추출물과 기능성 휘발성분을 함께 섭취함으로써 상황버섯으로 기능성을 더욱 강화시킬 수 있게 하였다.

황제내경 제 18 영위생회 편에 이런 이야기가 무려 삼천년 전에 기술되어 있다.

"사람이 음주했을 때, 술도 음식물과 함께 위에 들어가는 것인데 음식물은 아직 소화 흡수되지 않았는데도 술로 인하여 소변만 먼저 빨리 나오는 것은 무슨 까닭인가? 술은 곡류를 발효시켜서 만든 액체이므로 그 기의 작용은 예리하고, 성질은 삼투성이 크다. 그러므로 음식물 뒤에 들어가더라도 음식물에 앞서서 소변으로 되어 나오는 것이다."

즉 곡물에서 한번 정제된 물질이기 때문에 간에서 대사가 먼저 이루어진다는 뜻이다. 그래서 대부분의 약물이 유당 혹은 전분으로 제형을 삼는 것이라 생각이 되어진다. IPC-2는 유당과 전분으로 과립처리를 하여 흡수율을 높여 그 효능을 증대하였다.

1) IPC가 간 독성에 미치는 영향

IPC의 독성을 확인하기 위하여 15일간 각 약물을 투여한 후 간세포 파괴의 지표효소인 Glutamic oxalocetic transaminase(GOT)와 Glutamic pyrubic transaminase(GPT)를 측정하였다. 아래의 표에서 보는 바와 같이 이 약물이 혈청 GOT 및 GPT에 변화를 일으키지 않는 것으로 보아 독성은 없는 것으로 사료된다. 또한 IPC의 장기 투여로 인한 체중 변화 및 혈청 GOT 및 GPT의 활성의 변화에 영향을 미치지 않는 것으로 보아 심각한 독성은 없는 것으로 사료된다.

2) 복수암에 대한 IPC의 항암효과

Meth A세포를 마우스 복강 내에 주입하여 복수암을 유발한 후 이 암에 대한 약물의 항암효과를 조사하기 위해 Meth A세포를 복강주사 하여 접종한 후 4일에 인산완충액 투여군, Mesima(100 mg/

IPC가 GOT,GPT에 끼치는 영향

	GOT		GPT	
	Absorbance	KARMEN unit	Absorbance	KARMEN unit
Control	0.2822	83±0.006	0.0823	17±0.006
IPC	0.2604	75±0.007	0.0826	17±0.003

마우스에 PBS, 메시마, 효모 추출물 및 IPC를 15일 동안 복강내 주입하여 GOT, GPT를 측정하였다. 각각의 막대는 체중± SE을 세 번 측정한 평균치이다.

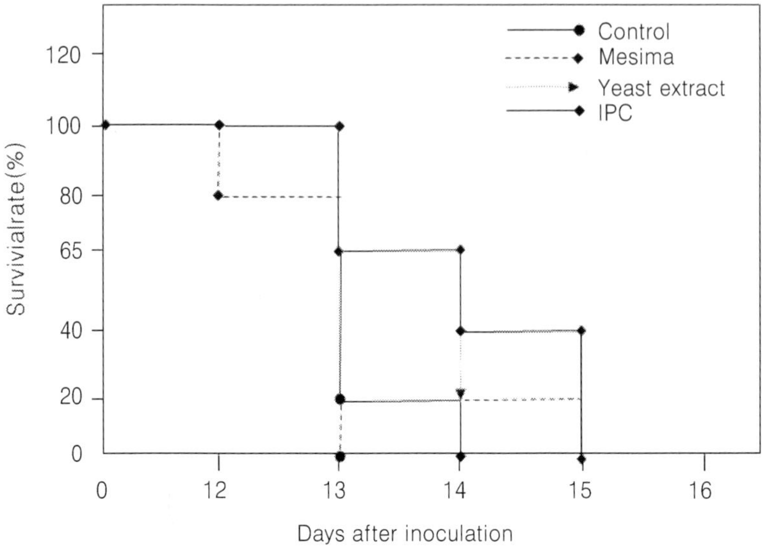

IPC의 항암효과

여러 약물의 항암활성 효과. 약물은 매일 Balb/c 마이스에 Meth A 접종 4일 후에 경구 섭취시킨 후 생존율을 조사하였다.

kg/day)투여군, 효모추출액(6.75 mg/kg/day)투여군, IPC(100 mg/kg/day)투여군에 각각의 시료를 매일 경구 투여한 후 마우스의 생존율을 측정한 결과 같은 시기에 IPC투여군의 생존율이 가장 높았다. NK세포에 의한 세포독성이 대조군과 비교하였을 때 Mesima(101%), 효모추출액(140%, IPC(207%)순을 증가함을 확인하였다. 이러한 NK세포의 활성화는 암세포에 세포 독성작용이 있을 것으로 기대되었다. 따라서 생체암 모델의 하나인 보수암 모델을 이용하여 이를 확인하였다.

Meth A세포로 유도한 복수암에서 약물 투여군에서 생존율이 증가하였는데, 특히 본 실험에서는 IPC의 생존율이 가장 높았다. 이는

IPC가 NK세포의 활성을 증가시켜 항암효과를 가지는 약물 중의 하나임을 시사해 주고 있다.

참고문헌

1. 엄순호, 류호상, 박미라 등, 간세포암의 예후 및 치료성적에 관한 연구, 대한소화기 학회지 1998. 32, 757～772.
2. 대한간암연구회, 간암의 병기분류, 대한간암연구회 편찬, 원발성, 간암규약집 제1판, 성문각, 2001. 6.
3. 김경수, 엄순호, 류호상 등, 소간세포암의 진단과 치료 및 예후, 대한간학회지 1998. 4, 365～380.
4. 정재연, 한광협, 김동기 등, 한국인에서 간암 발생의 위험 요인 및 개인별 간암 발생 예측 보험, 대한간학회지 2001. 7, 449～458.
5. 안상훈, 한광협, 윤영훈 등, 한국인에서 간암 발생의 위험 요인 분석, 대한내과학회지 2001. 33, 159～165.
6. 한은경, 박찬일, 이상인, 간경변증의 원인적 분류와 형태학적 특징, 대한병리학회지 1990. 24, 412～422.
7. 윤영준, 한광협, 김철 등, 간암종의 진단 및 치료 후 추적 관찰에서 혈 청 PIVKA-2의 임상적 효능성, 대한간학회지 2002. 8, 465～471.
8. 한광협, 안상훈, 김동기 등, 간암 고위험군의 조기진단을 위한 선별검사 방안 수립 및 효과 평가연구, 대한암학회지 2000. 32, 1084～1092.
9. 대한 복부영상의학회, 간 in : 복부 방사선 과학, 일조각 2005. 214～339.
10. 신경섭, 이명희, 이동호 등, 초음파상 한국 정상 성인 상복부 장기의 표준 평균치 측정에 대한 초음파의 학회, 1994년도 연구과제 결과 보고.

11. 이광훈 등, TI강조 자기공명영상에서 고신호 강도를 보이는 국소 간결절 : 다중시기 조명 증강 역동 자기공명영상에서 정량적 분석을 통한 소간세포암과 이형성결절의 감별에 대한 형사선의학회지 1999. 40, 1153～1158.

12. 대한간암연구회, 간암종의 병리학적 소견기재법, 대한간암연구회 편찬, 원발성 간암, 규약집 제1판, 성문각, 2001. 31～37.

13. 박재형 등, 간세포암의 화학색전요법 : 장기 생존율과 예후인자, 대한방사선의학회지 1996. 35, 315～323.

14. 심용운 등, 간세포암의 여러 경도관 간동맥 화학 색전술, 치료방법 간에 생존율의 비교, 대한방사선의학회지 1996. 34, 769～775.

15. 이현석, 유병무 등, 진행된 간암환자에서 동맥 내 포트 시스템을 통한 저용량 화학요법의 효과, 대한방사선의학회지 2001. 45, 13～19.

16. 원제환, 이종혁, 고경희 등, 국소적 약물 주입을 위한 경피적 동맥 내 포트 설치물 : 110예의 결과와 합병증, 대한방사선의학회지 2000. 43, 417～422.

17. 유형식, 이종태, 김기황 등, I-131-lipiodol의 간동맥 주입에 의한 원발성 간암 치료의 기초 및 임상적 연구, 대한방사선의학회지 1998. 24, 288～299.

18. 이연희, 이종태, 유형식 등, 마우스피하에 이식시킨 간세포암(SK-HEPI)에 대한 Holmium-166의 효과, 대한방사선의학회지 1998. 32, 83～91.

19. 백민선, 박경배, 김동현 등, 흰쥐의 간문맥으로 투여한 166-Holmium Chitosan의 분포와 배설, 응용약물학회지 1997. 5, 233～238.

20. 이종태 등, Holmium 1-66 키토산 복합체의 간동맥 주입에 의한 간세포암 치료의 기초와 임상연구, 대한방사선의학회지 2001. 44, 441～451.

21. 유형식, 이종태, 박창윤 등, Lipiodol-I-BI의 경간동맥 주입에 의한 간암치료의 가능성에 관한 연구, 대한핵의학회지 1986. 20(2), 61～71.

22. 대한간암연구회, 원발성 간암규약집, 2004. 1～103.

23. 조세현, 간암의 새로운 치료법, 대한간학회지, 2006. 12:S40～S51.

24. 성진실, 토모테라피, 대한간학회지, 2006. 12:S52～S54.

25. 김태원, 감암의 표적 항암제, 대한간학회지, 2006. 12:S39.

26. 원발성 간암규약집, 대한간암연구회, 성문각, 2001.

27. 대한병리학회, 소화기 병리연구회, 만성간염의 등급체계, 대한병리학회지 1999. 33, 337～346.

28. 박중원, 국가 간암 조기검진사업, 대한간학회지, 2002. 8(suppl 3), S16～S19.

29. 국립암센터, 한국중앙암등록사업, 연예보고서, 고양, 2002.

30. 분영영 등, 연세간암연구회, 군자출판사.

찾아보기

ㅇ

간 이야기

2012년 11월 10일 초판 인쇄
2012년 11월 20일 초판 발행

저 자 : 천병수
펴낸이 : 천승배
펴낸곳 : 도서출판 유한문화사

주소 : (157-801) 서울시 강서구 강서로76길 21(가양동)
전화 : 2668-2055~6
팩스 : 2668-2565
http://www.yuhansa.com
E-mail : yuhansa@hanmail.net
등록 : 제 5-31호. 1979. 3. 6.

값 12,000 원

ISBN : 978-89-7722-417-9 03510